ÉTUDE

SUR

LES HÉMORRHAGIES

QUI SURVIENNENT

PENDANT LES SUITES DE COUCHES

PAR

François CONTAMIN,

Docteur en médecine de la Faculté de Paris,
Ancien interne des hôpitaux de Lyon.

PARIS

V. ADRIEN DELAHAYE ET Cᶜ, LIBRAIRES–ÉDITEURS,

PLACE DE L'ECOLE–DE–MÉDECINE

—

1876

ÉTUDE

SUR LES HÉMORRHAGIES

QUI SURVIENNENT

PENDANT LES SUITES DE COUCHES

INTRODUCTION.

L'utérus, après avoir expulsé le produit de la conception, se recueille un instant, puis il entre de nouveau en contraction, décolle et expulse le gâteau placentaire. A ce moment, les vaisseaux qui apportent le sang maternel au [placenta sont violemment déchirés, et il se produit un écoulement de sang plus ou moins considérable. Dans les cas normaux, cette légère hémorrhagie est immédiatement arrêtée par les contractions utérines qui compriment les sinus utérins et produisent leur atrésie momentanée. En même temps, on voit apparaître, dans les vaisseaux déchirés, des caillots (caillots obturateurs) qui constituent un nouvel obstacle au cours du sang. Malgré toutes ces barrières, trop souvent encore le sang trouve un passage et s'échappe des vaisseaux divisés.

A une époque plus éloignée de l'accouchement, le réseau capillaire qui alimente la muqueuse en voie de régénération devient souvent une source d'hémorrhagie. Mal protégés par les tissus de nouvelle formation qui les entourent, ces vaisseaux ne sont limités que par des parois minces et délicates qui se rompent sous l'influence des causes les plus minimes et donnent ainsi naissance à des pertes redoutables.

Malgré leur importance pratique, ces hémorrhagies ont été peu étudiées, et les auteurs qui nous les ont fait connaître se sont placés à des points de vue restreints. Pour nous, nous passerons en revue, dans ce travail, toutes les hémorrhagies que l'on peut observer pendant l'état puerpéral proprement dit, depuis la délivrance jusqu'au retour de couches. A l'exemple de quelques auteurs, nous avons étendu la dénomination d'hémorrhagies puerpérales aux pertes des suites de couches, et nous emploierons fréquemment cette expression dans le cours de cet exposé.

Ces hémorrhagies puerpérales présentent cette particularité, de se produire le plus souvent en même temps qu'un flux sanguin physiologique, dont on peut les considérer comme l'exagération.

Les auteurs ont plus d'une fois confondu ces deux ordres de phénomènes, et c'est ce qui explique les différences considérables qui existent entre leurs résultats statistiques. Pour nous, nous ne réservons point le nom d'hémorrhagies puerpérales aux pertes capables de compromettre la vie de la malade ; mais nous comprendrons sous cette dénomination tous les écoulements de sang anormaux par leur quantité ou l'époque de leur apparition, qui se produisent pendant l'état puerpéral.

Nous suivrons dans cet exposé l'ordre classique. Nous indiquerons d'abord les auteurs qui se sont occupés de cette question, en exposant les opinions qu'ils ont émises. Puis nous étudierons les modifications que la grossesse et l'accouchement apportent dans l'appareil sexuel de la femme. Dan un troisième chapitre, nous rechercherons les causes des hémorrhagies puerpérales, nous traiterons enfin de leurs symptômes, de leur diagnostic, de leur pronostic et de leur traitement.

Nous remercions M. le professeur Bouchacourt de la bienveillance avec laquelle il a mis à notre disposition ses notes et ses observations. C'est lui qui nous a inspiré le sujet de ce travail ; ce sont.ses avis et ses conseils qui nous ont facilité l'accomplissement de notre tâche. Qu'il nous soit permis de lui exprimer ici toute notre reconnaissance.

HISTORIQUE.

Un accident aussi apparent que l'hémorrhagie ne pouvait pas échapper longtemps à l'attention des hommes qui s'occupaient de l'art de guérir. Aussi voyons-nous les métrorrhagies mentionnées et étudiées par les auteurs les plus anciens. Les Grecs avaient à ce sujet des connaissances assez exactes, comme du reste sur tout ce qui touche aux maladies des femmes.

Hippocrate, qui connaissait déjà les principales présentations du fœtus (1), pose, pour tout ce qui concerne l'accouchement et les suites de couches, des préceptes qui ne seraient pas désavoués à notre époque. Il pratiquait la délivrance artificielle (2) et faisait placer un bandage autour du corps de la nouvelle accouchée. Les compresses froides placées sur le ventre ont été indiquées par lui, et il pensait que la dérivation effectuée, en plaçant deux grandes ventouses sur les seins, pouvait arrêter une hémorrhagie. Il semble même qu'il connaissait l'inertie utérine, car il conseille, dans le cas d'hémorrhagies puerpérales, d'introduire dans la cavité de la matrice une grenade dépouillée de son écorce. Les injections utérines lui étaient familières ; il recommande de porter le liquide dans la cavité même de la matrice, *injice in stoma-*

(1) Velpeau. Traité complet de l'art des accouch., t. ı, Introd.
(2) Couecou. Th. de Paris, 1872.

cho uteri. S'il ne connaissait pas bien le mécanisme intime de l'hémorrhagie, il en avait étudié les causes et les rapportait à ce qu'il appelait des fluxions chaudes.

Chez les Romains, la science obstétricale ne paraît pas avoir fait de grands progrès. L'austérité des mœurs romaines ne se prêtait pas facilement à la présence d'un médecin auprès d'une femme malade. La pratique des accouchements allait sortir des attributions du médecin, et la science des accouchements resta stationnaire pendant plus de dix siècles. Tous les auteurs qui se sont occupés d'obstétrique, pendant cette longue période, n'ont trop fait que commenter les préceptes d'Hippocrate, sans y ajouter beaucoup. Pourtant Celse, qui avait observé les fâcheux effets de la rétention des caillots et des débris placentaires, donne le conseil d'introduire, après l'accouchement, deux doigts dans la cavité utérine pour la débarrasser des corps étrangers qui peuvent s'y rencontrer.

Les prescriptions rigoureuses du Coran opposèrent un obstacle encore plus insurmontable aux recherches des médecins arabes. Aussi, quoique l'un d'eux, Paul d'Egine, ait été surnommé Alkababel, c'est-à-dire le médecin des femmes, ils n'ont rien laissé d'important sur ce sujet. Pendant tout le moyen-âge, nous ne trouvons pas un seul travail que nous puissions citer. Rueff, en 1554 (1), rapporte le premier exemple connu de thrombus de la vulve.

Guillemeau, le premier, décrit avec soin les causes de l'inertie utérine, et ses remarques ont été depuis copiées par presque tous les auteurs. Il admet des hémorrhagies actives et des hémorrhagies passives, et en indique le traitement.

Peu, Portal, Mauriceau, ajoutèrent peu aux données qu'avait fournies Guillemeau, mais ils apportèrent une foule d'observations intéressantes qui servirent à les justifier. Peu

____

(1) Rueff. De generatione et conceptu humano.

est lepremier qui ait employé l'expression « de perte interne »;
mais Guillemeau les connaissait déjà. Dionis, Delamotte, s'oc-
cupèrent également des hémorrhagies puerpérales. Ce dernier
a rapporté un grand nombre d'observations qu'il fait suivre
de remarques judicieuses. A cette époque, les hémorrhagies
puerpérales étaient déjà bien connues, et le traitement qu'on
leur opposait ne différait pas beaucoup de celui que nous em-
ployons de nos jours. Cependant les auteurs n'avaient que
des données générales sur les causes immédiates et sur le
mode de production des hémorrhagies. Sthaal les attribuait
à l'influence « de ce fluide de la vie qu'il appelait l'âme intel-
ligente», et il voulait, à cause de cela, qu'on en abandonnât le
traitement aux propres forces de la nature, et Leroy, à qui
nous empruntons ces détails, les considère « sous le rapport
d'une fluxion de calorique en excès, et quelquefois même
sous le rapport d'un gaz hydrogène carboné divaguant dans
l'économie » (1).

Il s'élève même avec dédain contre les idées de Boerhave,
« qui n'avait vu qu'un sang trop fluide qu'il cherchait à épais-
sir par des mucilages, et relativement aux vaisseaux; que
des brisements, des fractures, des éclats qu'il cherchait à ré-
parer par des agglutinatifs et des astringents. »

Avec Puzos, les recherches se dirigèrent surtout sur l'hémorrhagie de la grossesse, et, depuis cette époque, les différents auteurs se sont contentés de copier sur leurs devanciers,
ce qui avait été dit sur l'hémorrhagie de l'état puerpéral proprement dit. Les quelques travaux qui parurent sur ce sujet
eurent le traitement pour unique objet.

Pasta (*Traité des pertes de sang*, Bergame 1750, traduit par
Alibert en 1800) s'étend longuement sur les injections intra-
utérines et va jusqu'à conseiller des injections de vitriol
calciné, d'esprit de soufre, de nitre, etc., et autres corps qui

(1) Alp. Leroy. Traité des pertes de sang, p. 64.

agissent en brûlant. Leroux, de Dijon (*Observation sur les pertes de sang* en 1756), propose le tamponnement avec des étoupes imbibées d'oxycrat. Au commencement de ce siècle, les hémorrhagies internes furent étudiées presque simultanément par Mme Boivin et par Baudelocque, dont les travaux sont restésce qu'il y a de plus complet sur ce sujet. Vers la même époque, Baudelocque introduit en France la compression de l'aorte, qui était déjà pratiquée à l'étranger. Depuis lors, les travaux se succédèrent. Ce fut surtout en Angleterre que cette question fut étudiée. Rigby et Ingleby, et plus récemment, M'Clintock et Bennet, ont fait de nombreuses recherches sur ce sujet. C'est à ces deux auteurs que l'on doit la connaissance des hémorrhagies secondaires. Nous signalerons également les travaux de Barnes et de Norris sur le traitement de ces hémorrhagies.

En Allemagne, on s'est plus préoccupé de l'étiologie et du mode pathogénique des hémorrhagies que de leur traitement. Nous citerons simplement Kiwisch, Virchow, Scanzoni, Nægele, Schræder, Winckel, auxquels nous avons fait de fréquents emprunts dans le cours de ce travail.

La France n'est pas restée en arrière dans cette lutte pacifique et nous pouvons opposer aux noms que nous avons cités plus haut ceux de Dubois (*Des hémorrhagies utérines après l'accouch.* 1850) de Désormeaux (*Dict. en* 30, art. Métrorrhagie) de Cazeaux, Jacquemier, Joulin etc. Citons encore les auteurs des articles des dictionnaires en voie de publication, les leçons de M. Charpentier sur les hémorrhagies puerpérales et les thèses nombreuses qui ont été soutenues sur ce sujet depuis quelques années.

La grossesse et après elle l'accouchement, apportent dans toute la sphère génitale de la femme des modifications nombreuses et profondes. La plupart de ces perturbations sont considérées comme physiologiques, les autres, (déchirures thrombus) constituent de véritables lésions morbides. Nous les décrirons, néanmoins, simultanément parce que les premières, bien que normales à la suite des accouchements, seraient considérées comme pathologiques hors de l'état de grossesse, et surtout parce qu'elles constituent une prédisposition aux processus morbides. Ainsi que le fait remarquer Winckel, (1) les suites de couches forment un état intermédiaire entre la santé et la maladie, et les phénomènes que l'on observe à cette époque sont comme la transition entre l'état physiologique et l'état pathologique.

Dans l'exposé des modifications qu'impriment à l'organisme de la femme la grossesse et l'accouchement, nous nous occuperons spécialement des lésions traumatiques, des troubles du système circulatoire, et du travail de réparation qui se produit après l'expulsion du fœtus.

Modifications de l'état général. — A l'état normal, les parois abdominales, formées de plans musculaires et fibreux non interrompus, exercent par leur tonicité une pression salutaire sur les viscères abdominaux. Pendant la grossesse, le développement de l'utérus déplace ces organes, refoule, et distend les parois de la cavité pelvienne. Sous l'influence de cette pression continue, les plans musculaires cèdent, perdent

(1) Winckel : Die pathologie und thérapie des wochenbetts. p. 1.

leur tonicité, s'atrophient en partie. Les plans fibreux résis-
tent plus longtemps, mais ils sont forcés à leur tour. Le derme
s'éraille vers les flancs (vergetures) les aponévroses se disso-
cient, se séparent, et forment ainsi des ouvertures anormales
(hernie ombilicale, éventration). A la partie supérieure, le
diaphragme est refoulé en haut, et il fait saillie dans la cage
thoracique qui se trouverait ainsi rétrécie, si l'augmentation
de son diamètre antéro-postérieur ne venait pas compenser
la diminution de sa hauteur. (Dohrn.) (1). Néanmoins la respiration n'est jamais aussi ample, aussi facile qu'à l'état de vacuité, et vers la fin de la grossesse, les femmes sont sujettes
à une oppression habituelle, que les troubles de la circulation
agmentent encore. L'utérus remplissant, en effet, presque
complètement la cavité abdominale, comprime légèrement
les gros vaisseaux situés au devant de la colonne vertébrale;
la gêne de la circulation qui en résulte est surtout manifeste
dans le système veineux, où elle se traduit, à la fin de la grossesse, par des dilatations variqueuses des veines et par un
œdème plus ou moins étendu. Le cœur se contracte avec énergie pour surmonter ces obstacles et il en résulte une hypertrophie légère, qui est constante chez les femmes enceintes
à la fin de la grossesse. (Larcher) (2).

Au moment de l'accouchement, la déplétion subite de
l'utérus produit une diminution considérable de la pression
intra-abdominale. La rétraction des parois abdominales est
incomplète : Trop longtemps distendues, ces parois ont perdu
leur tonicité, elles demeurent molles, flasques, et ne compen-
sent qu'imparfaitement les troubles causés par le retrait de
l'utérus.

Aussi, il existe dans la cavité du bassin une diminution de
la tension, qui subsiste plusieurs jours. Sous cette influence,

(1) Dohrn Monatsschrift fur geburtskunde, t. xxiv, p. 414.

(2) Larcher. De l'hyperthrophie normale du cœur pendant la grossesse, etc. In Archives générales de medecine, 1851, t. i.

l'intestin se météorise par la dilatation des gaz contenus dans son intérieur, le sang afflue dans la cavité abdominale, remplit et distend les vaisseaux péri-utérins.

Cet appel des liquides, et cet afflux du sang dans le bassin vont souvent jusqu'à provoquer l'anémie cérébrale et les accidents qui en dépendent. Mme Lachapelle (1) avait bien observé cette complication, et la rapporte à sa véritable cause. « Il existe parfois, dit cet auteur, à la suite d'un accouchement très-prompt, des lypothymies qui tiennent à la déplétion subite de l'utérus et à la liberté des vaisseaux autrefois comprimés. La mort a pu survenir à la suite de ces accidents qu'un bandage de corps fait disparaître. »

La déplétion de l'utérus a encore d'autres conséquences : la respiration gênée par le développement de la matrice devient plus libre ; le sang, riche en fibrine s'oxygène fortement, et excite le cœur et les parois artérielles à se contracter avec énergie (Nœgele) (2). Il en résulte une augmentation de la tension intra-vasculaire, que M. Blot (3) avait signalée et à laquelle il attribuait le phénomène du pouls ralenti. Les tracés sphygmographiques de MM. Marey (4) et Lorain (5) ont achevé de démontrer cette élévation de la tension sanguine, qui serait due en partie, d'après ces auteurs, à la diminution du champ circulatoire provenant de l'oblitération des sinus utérins.

Utérus. — « Les plus considérables et les plus importantes des modifications qui se passent dans l'organisme des femmes enceintes, se produisent dans l'utérus. Tandis que dans l'état

(1) Mme Lachapelle. Pratique des accouchements, t. III, p. 389.

(2) Nœgele et Grenser. Traité de la pratique des accouchemeuts. p. 207.

(3) Blot. Du ralentissement du pouls dans l'état puerpéral, Bull. do l'Acad. de médecine, t. XXVIII, p. 925.

(4) Marey. Physiologie médicale de la circulation du sang, p. 546,

(5) Lorain. Etudes cliniques sur le pouls des femmes en couches.

de virginité il pèse environ un once, il atteint à la fin de la
grossesse un poids de deux livres. Cet énorme accroissement
de volume de l'organe se fait par l'hypertrophie et l'hyper-
plasie de tous ses éléments, mais surtout de ses muscles lisses.
Ceux-ci atteignent pendant la grossesse jusqu'à onze fois
leur longueur, et depuis deux jusqu'à cinq fois leur largeur
primitive » (1).

En même temps, le nombre de ces éléments contractiles
augménte ; et ils forment des plans musculaires résistants,
qui se recouvrent et s'entrecroisent. La matrice, dans son
ensemble, prend la forme d'un sac musculaire contractile, qui
se moule sur les corps qu'il renferme.

Les modifications du système circulatoire ne sont pas moins
considérables. M. Jacquemier en a fait l'objet d'un travail
important, et ses conclusions ont été confirmées par toutes
les recherches ultérieures (2). Pour cet auteur, les vaisseaux
augmentent de volume, et il en apparait de nouveaux, soit
que ces vaisseaux proviennent de capillaires anormalement
développés, soit qu'ils aient été formés de toute pièce.

L'augmentation du calibre des artères est peu considérable
pour les troncs primitifs, mais à mesure qu'ils approchent de
l'utérus, on les voit s'élargir. Arrivés sur les côtes de cet organe, ils se divisent, pénètrent dans le tissu musculaire utérin, et rampent dans sa couche superficielle. Ces artères ne
présentent plus la forme flexueuse qui les distingue à l'état
de vacuité, elles sont droites et se moulent sur la surface utérine. Dans leur parcours dans les parois musculaires de la
matrice, elles sont entourées d'une gaîne celluleuse distincte ;
qui les sépare des tissus ambiants. Celles qui correspondent
à la partie de l'utérus où est implanté le placenta, ne sont pas

(1) Schroder. Manuel d'accouchement. etc. Traduit par le D⟨r⟩ Charpen -
tier, p. 70.

(2) Jacquemier. Recherches d'anat. de physiol. et de path. sur l'utérus
humain pendant la gestation. In Archives generales de medecine, mai 1839.

sensiblement plus nombreuses, ni plus volumineuses. Seulement un grand nombre, au lieu de se diviser, traversent la paroi utérine et se renflent en se distribuant dans la caduque sérotine ou elles se terminent dans le réseau capillaire colossal de Weber.

Les modifications du système veineux sont plus considérables : Les troncs principaux, veines utérines et veines ovariques, subissent un accroissement énorme, et leur volume à la fin de la grossesse, est quatre ou cinq fois plus grand qu'à l'état de vacuité (Jacquemier).

Les plexus veineux du voisinage participent à cette augmentation de capacité, quoique à un moindre degré.

Le système veineux, se présente dans l'épaisseur des parois utérines, sous l'aspect de vastes canaux situés au centre du tissu musculaire à égale distance, à peu près, de la face interne et de la face externe, ou même plus près de la face externe. (Dubois)(1). De manière que les parois de l'utérus se trouvent naturellement divisées, par cette disposition, en trois plans : l'un externe musculaire, dans l'épaisseur duquel se fait la division artérielle. Le second plan est presque exclusivement vasculaire, le troisième plan, composé d'éléments musculaires, forme la couche interne de l'utérus.

Le plan moyen ou veineux, présente à lui seul, plus d'épaisseur que les deux autres réunis. Cette circonstance avait tellement frappé les anatomistes anciens, qu'elle les avait conduit à soutenir que l'augmentation des parois de l'utérus n'est qu'apparente et due à la présence du sang dans les tissus. En effet, toute cette partie est parcourue, en tous sens, par un nombre considérable de canaux s'anastomosant fréquemment, et formant de larges confluents à leur réunion.

Leur ensemble constitue un large plexus, dont plusieurs

(1) Dubois et Pajot. Art des accouchements, n. 450.

divisions peuvent recevoir l'extrémité du petit doigt, tandis que les plus petites égalent encore en volume, une plume à écrire (Jacquemier). Ces canaux sont beaucoup plus nombreux et beaucoup plus gros dans la portion qui correspond au placenta. A ce niveau, le plan musculaire interne revêt les caractères du plan moyen. Après le décollement du placenta, on voit cette surface qui égale en étendue les dimensions du gâteau placentaire, criblée de trous, comme faits par un emporte-pièce. Ils sont très-rapprochés les uns des autres, tous ont un grand calibre qui varie entre le volume du petit doigt et une grosse plume à écrire.

Quelques uns des orifices dépassent les limites du placenta et se voient souvent à plus d'un pouce de sa circonférence. Le plan musculaire externe, est aussi perforé, mais sur les parties latérales de l'utérus, (iles latéraux de M. Sappey) (1) pour le passage des troncs qui constituent les veines ovariques et utérines. Tous ces canaux, ainsi que les troncs veineux auxquels ils aboutissent, sont dépourvus de valvules. Ceux qui cheminent dans la paroi utérine sont réduits à leur tunique interne, qui adhère activement au tissu musculaire ambiant. Ce sont donc des canaux contractiles comme le tissu musculaire lui-même, et, comme ils sont dépourvus de la tunique celluleuse qui entoure les artères, ils ne peuvent pas s'affaisser, et restent béants lorsque les contractions utérines n'en amènent pas l'atrésie.

A l'intérieur de la cavité utérine, on trouve une surface d'aspect rosé, lisse, un peu luisante, recouverte en partie par des mucosités brunâtres, que le raclage avec le manche du scalpel fait disparaître. (2) Cette surface est constituée par les restes de la muqueuse caduque, dont les couches les plus superficielles seulement ont été entraînées avec la caduque

(1) **Sappey.** Traité d'anatomie descriptive, t. iii.

(2) **Collin.** Etude à l'œil nu de la surface interne de l'utérus après l'acc. Th. de Paris, 1847.

réfléchie. (Schroder) (1), (Duncan) (2). La couche musculaire n'est donc point à nu, elle est toujours recouverte par la couche glandulaire de la muqueuse ; et une partie de la couche celluleuse de Friedlaüder. Les dernières gorgées de sang s'exfolieront et seront entraînées par les lochies.

Pour Friedlander(3) la nouvelle muqueusese se formerait aux dépens de la couche glandulaire ; et l'épithélium des utricules glandulaires donnerait naissance, par sa prolifération, au re· vêtement épithélial qui tapissera plus tard' la cavité de la matrice. D'après M. Robin (4) la nouvelle muqueuse apparaîtrait dès le quatrième mois de la grossesse, et se formerait de toute pièce immédiatement au-dessus de la couche musculaire. Quoiqu'il en soit, le travail de formation de la nouvelle muqueuse n'est pas encore très-avancé au moment de l'accouchement. Ce n'est qu'au neuvième jour que les cellules épithéliales apparaissent à la surface de la muqueuse, en voie de se régénérer (Robin) (5).

A ce moment l'épithélium est disposé par petits îlots isolés qui s'accroissent lentement, finissent par se réunir et constituent par leur ensemble une couche non interrompue qui tapisse toute la surface interne de l'utérus. Ce n'est que vers le vingt-huitième, ou le trentième jour que ce travail est achevé et que la muqueuse reprend son aspect normal (Collin) (6). Jusqu'à cette époque les vaisseaux de la muqueuse nouvelle sont privés de ce soutien, et le sang n'est retenu que par la

(1) Schroder. Loc. cit., p. 204.

(2) Duncan. Obstetrical transactions, p. 107. Et. On the internal surfaces on the human uterus after delivery (Brit. and for Med. Chir. Review., oct. 1853, p. 506.

(3) Friedlander phys. anat. unters iiber den uterus, p. 16 et 31.

(4) Robin Ch. Mémoire sur les modifications de la muqueuse utérine pendant et après la grossesse. Mem. de l'Ac. de medec., 1861, t. xxv.

(5) Robin. Loc. cit., p. 150.

(6) Collin. Thèse citée.

membrane propre du vaisseau (Joulin) (1). On aperçoit sur les parois de cette cavité intérieure une surface saillante rugueuse, plissée, comme mamelonnée. C'est le point d'implantation du placenta. Son étendue qui est primitivement égale aux dimensions du gâteau placentaire diminue rapidement et varie avec le degré de contraction de l'utérus. Son épaisseur est en raison inverse de son étendue et atteint parfois 12 à 18 millimètres. De suite après l'accouchement, il n'est même pas rare d'observer en ce point une véritable tumeur, déjà signalée par Jacquemier, et qui serait formée, d'après M. Gueniot (2), par des franges du placenta maternel, entremêlées de petits caillots. Cette plaque, qui est comme appliquée à la face interne de l'utérus, se termine par un bord saillant irrégulier, qui se continue avec la muqueuse nouvelle. On aperçoit à sa surface les orifices des sinus béants au moment de la délivrance, mais bientôt obturés par des caillots fibrineux, brun rougeâtre (caillots obturateurs) qui les remplissent completement. Ces caillots se continuent dans les sinus intra-utérins, et se terminent en pointe du côté de la cavité utérine, ce qui leur donne un aspect vermiforme.

Ces thrombus apparaissent aussitôt après la délivrance et ils s'organisent rapidement par l'intermédiaire de l'endothélium. D'après Friedlander, la thrombose commencerait dans quelques sinus dès le huitième mois de la grossesse par invasion des cellules géantes, provenant de la sérotine. Ces caillots se décolorent et diminuent, mais on les retrouve jusqu'au vingtième jour après l'accouchement. Ce sont ces caillots qui donnent à cette région l'épaisseur anormale qui la distingue. On observe encore ce relief lorsque, plus tard, l'utérus est revenu sur lui-même, au point de ne presque

(1) Joulin. Traité d'accouchements, p. 654.

(2) Gueniot. Clinique sur les adhérences anormales du placenta. In Gaz. des hopit., 8 décembre, 1874.

plus dépasser les dimensions normales. Le tissu de la muqueuse s'est régénéré au-devant d'eux, les recouvre et a obturé la lumière des sinus, du côté de la cavité utérine. Dans certains cas, la face interne de l'utérus peut être le siége, après l'accouchement, de déchirures plus ou moins profondes. Ces déchirures peuvent provenir d'une rupture de l'utérus : dans ce cas, elles occupen t toute l'épaisseur des parois utérines, et mettent en communication la cavité de la matrice avec la cavité péritonéale. Plus fréquemment, on n'observe que de simples érosions de la surface interne de l'utérus, provoquées par les manœuvres de la délivrance artificielle et siégeant au point d'implantation placentaire. Ces lésions, quoique peu profondes, sont redoutables, car elles exposent la femme à des hémorrhagies abondantes.

La forme générale et le volume de l'utérus présentent de grandes variations après l'accouchement. Immédiatement après la délivrance, il se contracte, revient sur lui-même et prend une forme irrégulièrement sphérique. A ce moment, ses dimensions, d'après Fleetwood Churchill, ne dépassent pas le volume d'une tête de fœtus à terme (1). Les jours suivants, il décroît lentement, sa hauteur diminue environ d'un centimètre par jour (Wieland) (2), (Autefaye) (3). Ce n'est que le dixième ou même le douzième jour qu'il peut rentrer dans le petit bassin. Jusqu'à cette époque, on peut le sentir à travers les parois abdominales au-dessus du pubis. Cette diminution de volume, ce retour graduel aux dimensions normales, se fait au premier moment, par la diminution de la cavité extérieure, dont les parois se rétractent et s'accolent

(1) Fletwood Churchill. Traité pratique des maladies des femmes, p. 820.

(2) Wieland. Etude sur l'évolution de l'utérus pendant la grossesse et sur son retour à l'état normal. Thèse de Paris, 1858.

(3) Autefage. Etude clinique sur le retrait de l'utérus après l'accouchement. Th. Paris, 1869.

Contamin.　　　　　　　　　　　　　　　　　　　2

Ramsbotham), et aussi par l'expulsion du liquide sanguin,
qui est contenu dans les sinus intra-utérins. Les jours suivants, c'est à la dégénérescence et à la résorption des éléments propres de l'utérus que l'on doit la réduction de son
volume. D'après Heschl (1), cette dégénérescence commencerait le quatrième jour après l'accouchement et se montre-
rait simultanément dans toutes les fibres musculaires. En
même temps se formeraient de nouvelles fibres lisses, qui
constitueraient comme un nouvel organe. M. Robin ne par-
tage point ces opinions, mais il résulte néanmoins des recherches faites à ce sujet, que la plus grande partie des muscles lisses de la matrice subissent la dégénérescence graisseuse et sont résorbées.

Ce travail de régression s'étend au système circulatoire ;
les sinus intra-utérins diminuent de volume, et quelques-uns
disparaissent entièrement. Par contre, de nouveaux vaisseaux apparaissent dans la muqueuse en voie de régénération, et dès les premiers jours, leur diamètre atteint 1 et
même 2 millimètres. Les nerfs participent aussi à cette résorption et ils diminuent de volume. Pourtant l'utérus conserve encore une excitabilité très-grande, se contracte et se
fluxionne sous l'influence des moindres irritations.

Col utérin. — Nous décrivons séparément les altérations
du col, car si elles ressemblent à celles du corps de l'utérus,
elles en diffèrent cependant par plus d'un point. La vascula-
risation du col participe au développement de celle du corps
de la matrice, quoique à un degré moindre. Ce n'est que dans
les cas d'insertion du placenta en ce point que l'on remarque
ces grands canaux veineux que M. Jacquemiera signalés. Les
vaisseaux présentent, du reste, la même disposition par rapport aux plans musculaires.

(1) **H. Heschl. Ueber das Verhalten des menschlichen uterus nach
der Geburt (Wiener Zeitschrift, t. VIII, p. 9, 1852).**

Les veines sont comprises au milieu du tissu et les artères sillonnent sa surface. A la fin de la grossesse, le toucher
permet de reconnaître une grosse artère qui entoure le col
vers son milieu, comme un anneau. Cette artère coronaire
provient de la dilatation des quatre artérioles, anastomosées
deux à deux, qui se détachent des utérines, au moment où
celles-ci se recourbent pour se porter en haut le long des
hiles de l'utérus. Des déchirures un peu profondes peuvent
s'étendre jusque-là et donner aussi lieu à des hémorrhagies
redoutables.

Après l'accouchement, le col utérin déformé, distendu par
le passage du fœtus, ne se distingue plus du corps de la matrice, avec la cavité duquel il communique largement. A ce
moment, il n'a pas moins de 0,07 millimètres de longueur,
(Lott) (1), mais il revient assez rapidement. L'orifice interne
se reforme en partie et l'organe prend la forme d'un cône ou
d'une clochette (Négrier) (2), dont le sommet est dirigé en
en haut. L'orifice externe se répare moins vite. Exploré par
le toucher ou vu au spéculum, il offre tous les caractères de
l'inflammation (3). Il est épais, béant, douloureux : ses
bords sont tuméfiés, mous, flasques, irréguliers et présentent
de nombreuses déchirures. Ces déchirures peuvent être considérées comme normales, à la suite des accouchements. On
les trouve toujours chez les primipares ; presque toujours
chez les multipares, mais dans ce cas elles sont moins profondes. On peut les observer sur tout le pourtour de l'orifice
utérin, quoiqu'elles siégent de préférence vers les parties
latérales. Dans les cas ordinaires, ces lésions guérissent ra-

(1) Lott. Cervix uteri Erl, 1872, p. 103.

(2) Négrier. Recherches et considérations sur la constitution et le
fonctions du col de l'utérus, 1846.

(3) M. Bouchacourt. Recherches de physiologie pathologique concer-
nant l'état puerpéral. (Communication à la Société de med. de Lyon
1857.)

pidement, les déchirures se cicatrisent, les lèvres du col reprennent leur forme et leur volume. Pendant toute cette période, la muqueuse qui tapisse l'organe est le siége d'une exfoliation superficielle, qui amène le renouvellement de tout son épithélium. Ce travail de réparation dure parfois fort longtemps, et au dixième ou au douzième jour, lorsque le col se referme, la muqueuse est encore tomenteuse, saignante au moindre contact et présente les signes d'une inflammation véritable. Il peut même arriver, dans certains cas, sous l'influence d'un mouvement fébrile ou de toute autre cause, que le travail de réparation s'arrête, que les déchirures ne se cicatrisent pas ; et ainsi se trouve constituée une métrite, avec ulcération du col (Bennet) (1).

Conduit vulvo-vaginal. — Le vagin et l'orifice vulvaire sont le siége d'une congestion persistante, pendant tout le cours de la grossesse. Les surfaces muqueuses prennent une coloration brunâtre, et sont sillonnées par de grosses veines variqueuses. Au moment du passage du fœtus, la muqueuse, énormément distendue, s'éraille, se déchire : ces déchirures sont le plus habituellement superficielles dans le conduit vaginal, mais elles sont parfois très-profondes à l'orifice vulvaire. En ce point elles siégent de préférence vers la partie supérieure et au périnée. Les déchirures de la commissure supérieure se présentent sous la forme de petites fissures, siégeant sur les parties latérales du méat urinaire, remontant parfois vers le clitoris, (Schroder) (2), (Winckel) (3) et tirent leur gravité de la richesse vasculaire de cette région. Vers le périnée, on observe la déchirure de la fourchette, qui est presque normale chez les primipares, fréquente chez les multipares et qui peut, dans certains cas, dépasser la fourchette, intéresser le périnée, plus ou moins profondément, et

(1) Bennet. Traité des inflam. de l'uter. Traduit par M. Peter, 194.
(2) Schroder. Loc. cit., p. 212.
(3) Winckel. Loc. cit., p. 49.

s'étendre jusqu'à l'anus. Dans certains cas, ces lésions ne s'observent point de suite après l'accouchement : les parties sont simplement contuses, mais elles se mortifient, se séparent, se détachent et tombent au bout de six ou sept jours. Le plus souvent, les eschares apparaissent sur les parois recto-vaginales ou vésico-vaginales, et donnent aussi lieu à des fistules. Dans certains cas, la nécrobiose comprend toutes les parois vaginales : les grandes et les petites lèvres se détachent et les organes génitaux de la femme sont ainsi trensformés en un vaste cloaque, par où les urines et les matières fécales s'écoulent incessamment.

De toutes les déchirures de cette région, le thrombus est sinon la plus fréquente, au moins la plus importante, et mérite, à cause de cela, une description spéciale. Cette affection se présente à la suite des accouchements, sous l'apparence d'une tumeur de dimensions variables, siégeant dans l'épaisseur des parois vaginales, ou des grandes lèvres Cette tumeur est constituée par du sang épanché dans les tissus. D'après Virchow (1), le liquide sanguin serait infiltré dans les tissus comme dans une éponge, mais il n'est pas rare de trouver de vastes collections sanguines liquides, ou coagulées. Tous les points du conduit vulvo-vaginal peuvent devenir le siége d'un thrombus, mais une fois constitué, l'épanchement peut continuer, s'étendre et finir au loin. C'est ainsi que Boër, de Vienne (2), a signalé un hématome qui entoura le vagin et à la suite duquel cet organe se trouva détaché.

M. Perret (3) a recueilli six observations de thrombus où le sang primitivement épanché dans la paroi vaginale avait pénétré dans le petit bassin et formé en ce point des collections

(1) Virchow. Path. des tumeurs, t. i, p. 142.

(2) Boer. Naturalis medicina obstetricæ libri septem. Vienna, 1812. t. ii. p. 319.

(3) Perret. Des tumeurs sanguines intra-pelviennes pendant la grossesse normale et l'accouch. Th. Paris, 1864.

considérables. Venkel a également signalé deux cas analogues. Dans la plupart de ces cas, la cavité était close de toute
part, et l'épanchement constituait aussi une hémorrhagie
interne. Plus rarement, la poche communique avec l'extérieur. Cette communication peut se produire au moment
même de l'hémorrhagie par suite du développement exagéré
de la tumeur qui déchire les téguments ou bien, quelque
temps après, lorsque les parois nécrosées par leur distension,
se détachent. On ne voit pas à l'intérieur de cette poche l'ouverture du vaisseau qui a fourni le sang. Dans un cas, rapporté par M. Perret, où l'on pu compléter l'observation par
l'examen cadavérique, on poussa une injection liquide dans
l'artère, puis dans la veine correspondante. Dans les deux cas;
le liquide filtra par des capillaires et donna lieu à une hémorrhagie en nappe dont on ne put pas déterminer l'origine
exacte. Cette expérience est contraire à l'opinion des anciens
auteurs (Simpson) qui pensaient que ces tumeurs sanguines
provenaient de la rupture des veines variqueuses du vagin.
Il est du reste fréquent de les observer sur des femmes qui
n'avaient pas de varices. (Winckel.) La quantité de sang
épanché est variable. Lorsqu'il n'y a pas de communications
avec l'extérieur, il est rare que l'hémorrhagie soit bien abondante. On trouve des caillots dont le poids ne passe guère
2 à 300 grammes. (Perret) (1). Le sang est du reste rapidement
résorbé, et la poche anormale qui le contenait, disparaît par
l'accolement de ses parois. S'il y existe une communication
avec l'air extérieur, le sang se putréfie, les caillots se désagrègent, sont entraînés par la suppuration, et à la fin, on
n'observe plus qu'une cavité qui bourgeonne, se rétrécit et
disparaît.

Caillots. Débris placentaires. La présence de caillots sanguins dans la cavité utérine à la suite des accouchements est

(1) Perret. Thèse citée, observation 1 et 2.

presque constante. Leur nombre, leur forme, leur consistance, leur degré d'organisation varie à l'infini. On peut y
rencontrer des caillots récents mous, noirs, remplissant toute
la cavité utérine dont ils ont pris la forme. Leur volume est
variable; de la Motte raconte qu'il en a trouvé de la grosseur
d'un pain de quatre à cinq livres (1).

D'autres fois, les caillots ont séjourné plus longtemps dans la
cavité de la matrice, ils sont plus consistants, décolorés, fibrineux, moulés sur la cavité utérine qui les a comprimés par
ses contractions. Ces caillots ne sont pas adhérents à la muqueuse, et si parfois ils semblent lui être intimement unis, cela
provient simplement de ce qu'ils se sont exactement moulés
sur ses moindres rugosités.

Il existe enfin une troisième variété de caillots qui offre un
grand intérêt clinique. C'est le caillot fibrineux qui revêt la
forme d'un polype et qui a reçu, à cause de cela, le nom de
polype fibrineux de l'utérus (Velpeau) (2).

Nous en emprunterons la description à Virchow (3) qui la
décrit dans sa troisième catégorie des hématomes.

« On trouve parfois, sous le même aspect que présente
d'autres gros polypes utérins, des tumeurs qui remplissent la
cavité utérine et tiennent à un pédicule tantôt large, tantôt
étroit; ces tumeurs en croissant descendent peu à peu dans
le col et font même saillie hors de l'orifice externe de la matrice. La section d'une masse semblable montre une couche
externe dense, blanchâtre, analogue à une membrane, tandis qu'à l'intérieur on trouve disposées, couches par couches,
des masses d'un brun foncé, sanguinolentes, souvent
nettement stratifiées. Quelques anatomistes, et entre autres
Mursina (4), pensent qu'un caillot existant dans la matrice

(1) Delamotte. Observation 386.
(2) Velpeau. Traité d'accouchements.
(3) Virchow. Pathol. des tumeurs, p. 144.
(4) Mursina. Krankheiten der schwangeron gebärenden Wöchnerinnen
Theil II, p. 44.

peut s'entourer du mucus secrété de toutes parts dans la cavité utérine, et se fixer ainsi à ses parois. D'après les observations nécroscopiques de Virchow, la base de la tumeur correspondrait toujours au point d'implantation placentaire, et il en conclut que le polype prend naissance en ce point, soit que des restes de placenta fœtal aient persisté et que le sang se soit déposé sur ces restes, soit qu'après le décollement complet du placenta fœtal, le sang, qui s'écoule des vaisseaux déchirés de la mère, adhère en se coagulant à la surface inégale de l'insertion placentaire. Ce qui tend à confirmer l'opinion de Virchow, c'est que ces productions ne s'observent qu'à la suite des accouchements ou des avortements, (Scanzoni) (1), et que l'on peut les rencontrer quelques jours seulement après la délivrance (2).

Il n'est pas rare de trouver, dans la cavité utérine, des débris de placenta ou de membranes. Dans les cas normaux, le placenta se décolle en entier sous l'influence des contractions utérines et il entraîne, en les retournant, les membranes qui sont expulsées avec lui. Mais, quelquefois, le gateau placencentaire reste adhérent aux parties maternelles, soit par toute la surface, soit par quelques-uns de ses cotylédons. Sur 70 autopsies de femmes en couches, Stalfeldt a trouvé, sept fois dans l'utérus, des débris de placenta (3). Plus rarement on peut y rencontrer ces placentas accessoires (placenta succenturiosœ), ou des débris des enveloppes qui se sont épaissies, ont bourgeonné et adhèrent trop fortement aux parois utérines pour accompagner les membranes.

Ces corps, ainsi que les caillots, peuvent se conserver parfois fort longtemps sans altération : mais dans certains cas, iis se putréfient, se désagrègent et sont ainsi expulsés par petits fragments. Si les adhérences sont très-fortes, le coty-

(1) Scanzoni. Verh. d. wurzb. phys. med. ges, 1852, ii, p. 30.
(2) Virchow. Notiz uber fibrinoso polypen, 1851.
(3) Stadfeldt. Schmidt's jahrbüch, Bd cxviii, p. 191.

lédon placentaire peut se vider du sang qu'il contenait. Il devient dur, prend la forme de la cavité utérine et constitue alors ce que l'on appelle le polype placentaire. (C. Braun) (1).

Lochies. A ces modifications dans la forme et dans la texture des organes génitaux de la femme, correspondent des changements dans leur fonction, et notamment dans leur secrétion.

Au moment de la délivrance, il se produit un écoulemen[t] sanguin qui peut donner, en quelques minutes, de 4 à 60[0] grammes de sang. Puis il survient une perte qui se fait d'une manière continue, et qui constitue ce que l'on appelle les lochies. Pendant les douze ou quinze premières heures, c'est du sang presque pur qui s'écoule. (Robin) (2), Wertheimer (3). Ce n'est qu'à ce moment qu'apparaissent, dans le liquide épanché, les leucocythes, le mucus, les débris cellulaires ou épithéliaux provenant de l'exfoliation de la muqueuse utérine.

Dès le deuxième jour, la perte est moins colorée : elle devient rosée et ressemble à de la lavure de chair, lochies séreuses. Cet écoulement persiste plusieurs jours avec ces caractères, puis il devient moins abondant, incolore, un peu trouble, lochies muco-purulentes, et purulentes. Celles-ci ne renferment presque plus d'éléments figurés du sang et ne se composent que de sérosités renfermant un plus ou moins grand nombre de globules blancs. Cette perte est très-peu abondante et persiste en moyenne jusqu'à la réapparition des règles (retour de couches). Il n'est pourtant pas rare d'observer des lochies sanguinolentes ou même sanglantes à des époques éloignées de l'accouchement. Tous les accoucheurs ont signalé la réapparition d'un écoulement coloré le septième ou le huitième jour. Pour quelques auteurs, cette légère

(1) C. Braun. Allg wiener med Z, 1860, n° 47.
(2) C. Robin. Traité des humeurs, p. 481.
(3) Wertheimer. Virchow's arch. vol. xxi, cah. 3, p. 314.

hémorrhagie (hémorrhagie lochiale) serait sous la dépendance des mouvements que ferait la femme qui se lève habituellement à cette époque pour la première fois. (Jacquemier.) Winckel (1) a remarqué des écoulements sanguins à toutes les époques des suites de couches. Sur çent malades qu'il examina à leur sortie entre le neuvième et le trente-et-unième jour, vingt-deux présentaient encore des traces de sang. Parfois il n'existe qu'un simple saignement des parties ; la femme ne s'en aperçoit même pas, et dans bien des cas, l'attention de Winckel ne fut attirée sur ce fait que parce qu'il prenait la température de ses malades en plaçant le thermomètre dans le vagin. L'instrument sortait souillé de sang, et le toucher, ou même l'examen au spéculum, lui permettait ensuite de déterminer exactement le siége et la cause de l'hémorrhagie.

M. Stoltz (2) a signalé l'apparition de lochies rosées le dix-neuvième et le vingtième jour, sans qu'il soit possible d'assigner une cause à cette perte.

D'après Nœgèle (3), les lochies sont plus abondantes chez les femmes pléthoriques qui ont habituellement des règles abondantes, chez celles qui ont un régime excitant, d'autre part, chez celles qui sont faibles, qui sont disposées aux écoulements muqueux des voix génitales ; enfin, chez celles qui n'allaitent pas. Mais ces règles n'ont rien d'absolu. Nous avons cependant trouvé, parmi les observations de la clinique, plusieurs cas de lochies excessives chez des femmes qui

(1) Winckel. Loc. cit., 107.
(2) Stoltz. Dict. de med. et de chir. prat., art. accouch.
(3) Il n'est pas rare d'observer un écoulement anormal de sang le 8e, le 15e ou le 21e jour ; on peut considérer ces petites hémorrhagies comme de petits *retours de couches* survenant à des intervalles réguliers comme tous les phénomènes qui sont sous la dépendance du système nerveux de la vie organique, et divisant la période menstruelle en 2 ou 4 périodes accessoires. (M. Mattei. Communication orale.)

étaient d'ordinaire très-abondamment réglées. Par contre, nous avons observé un écoulement lochial, normal, ou même un peu abondant, chez une femme de 22 ans, qui n'avait eu ses règles qu'une seule fois, à l'âge de 18 ans, et encore très-peu abondantes. Il en avait été de même deux ans auparavant, à la suite d'un premier accouchement.

Le plus souvent, l'abondance exagérée des lochies paraît être sous la dépendance d'un état diathésique spécial qui se manifeste déjà pendant la grossesse par des hémorrhagies diverses. Nous avons vu plusieurs observations de malades qui avaient eu des lochies très-copieuses, parfois de petites hémorrhagies dont il était impossible de déterminer la cause, et dans les anamnestiques desquelles on avait signalé la persistance de l'écoulement mensuel. Une de ces malades avait eu régulièrement ses règles pendant toute la durée d'une première grossesse. Après l'accouchement, les lochies furent très-considérables, et le deuxième jour survint une petite hémorrhagie. La seconde grossesse ne présenta rien d'anormal; les suites de couches furent normales. Chez une autre femme, les règles furent supprimées pendant la grossesse; mais tous les mois, quoiqu'elle n'eût aucune affection pulmonaire, la malade avait une hémoptysie. Après l'accouchement, elle eut aussi des lochies excessives et même prolongées.

M. Mattei (1) a observé également une hémorrhagie assez abondante pendant les suites de couches, chez une femme qui avait eu, pendant le cours de sa grossesse, des hémorrhagies simulant les règles.

La quantité des lochies peut s'évaluer d'après le nombre de serviettes que la femme souille chaque jour. D'après M. Cazeaux, ce nombre s'élèverait de six à huit pour les premières vingt-quatre heures; mais il diminue rapidement les jours suivants. La quantité totale est plus difficile à calculer.

---

(1) M. Mattei. Clinique obstétricale, t. iii, p. 485, obs. 297.

Hippocrate l'avait évalué à un cotyle et demi, soit seize onces et demie. Pour Smellie, elle varie entre une demi-livre et deux livres. Ces évaluations s'éloignent peu des résultats obtenus de nos jours en pesant avec soin les linges avant et après. Il résulte de ces recherches que l'écoulement sanguin du premier jour, sans compter l'hémorrhagie normale de la délivrance, s'élève au poids de 400 grammes. Les jours suivants, la perte est beaucoup moindre. Pour Gassner (1), le poids des lochies, rouges jusqu'au quatrième jour, serait de 1 kilog. Pour les lochies séreuses jusqu'au sixième jour, 280 grammes. Pour les lochies blanches jusqu'au neuvième jour, 205 grammes. Si bien que la perte totale des huit premiers jours est de 1,485 grammes.

Chez les femmes qui ne nourrissent pas, la quantité des lochies est environ du double. (Schroder.) D'après quelques auteurs, l'écoulement lochial serait complètement suspendu pendant la monte du lait. Les observations de M. Chantreuil démontrent qu'il est seulement diminué.

Dans quelques cas, les lochies n'ont duré que quelques heures. Van Swieten. Quelques femmes n'en ont pas eu du tout. Barbaut (2) cite le cas d'une de ses clientes qui n'en eut que pendant deux heures. Foreau (3) a signalé un cas semblable. Wiel (4) a rapporté l'observation d'une femme qui n'en eut pas du tout. Millot (5) parle aussi d'une femme qui accoucha trois fois sans en avoir. Enfin, chez une malade de Bruckman (6), elles furent remplacées par une hématémèse.

Les recherches de Scherer (7) sur la composition clinique

(1) Gassner. Monatsschrift für geburtskunde, xix, p. 51.
(2) Barbaut. Cours d'accouchement, t. ii, p. 143.
(3) Foreau. Thèse de Montpellier, 1812.
(4) Wiel V. D. Obs. rar., vol. i, p 539.
(5) Millot. Suppl. à tous les trait. d'accouch., t. ii, p. 383.
(6) Bruckmann. Journal complem., t. xxiv, p. 134.
(7) Scherer. Chemische u. mikrosk. unters z. Path. heidelberg, 1543, p. 131.

des lochies ont montré que, pendant les premiers jours, l'albumine et les éléments figurés du sang y dominent. Les jours suivants, l'albumine disparaît et est remplacée par la mucine, et à la place des hématies, on trouve des leucocytes, des débris épithéliaux, des corpuscules muqueux, des cellules étoilées de tissu conjonctif, des corpuscules graisseux, pe la graisse libre et des cristaux de cholestérine. Des sels des principes excrémentitiels de l'urée, des chlorures, des phosphates, peuvent être éliminés par cette voie. Dans un cas observé à la clinique, l'accouchée ayant été atteinte d'un ictère intense, l'écoulement lochial revêtit une teinte jaune safrané.

On ne s'est pas occupé jusqu'à présent de déterminer la source exacte de l'écoulement lochial, et on ne peut faire à ce sujet que des hypothèses. Il est pourtant probable que la perte des premiers jours provient des sinus utérins qui s'ouvrent au niveau de la sérotine. C'est à l'exfoliation de la muqueuse utérine, et à l'exhalation séreuse qui se produit à la surface de cette muqueuse, que sont dues les lochies séreuses. Mais il faut y ajouter les sécrétions vaginales, les produits dégénérés provenant du renouvellement de l'épithélium de cette région, et la suppuration qui se produit au niveau des déchirures du col ou de l'orifice vulvaire. Ce sont ces dernières sources qui fournissent les lochies purulentes de la fin.

Quant aux écoulements sanguins qui apparaissent après le premier septénaire, époque où les sinus sont le plus souvent obturés, il est probable qu'ils proviennent du réseau capillaire de nouvelle formation qui apparaît dans la muqueuse en voie de réparation.

ETIOLOGIE ET PATHOGÉNIE.

Les modifications, apportées dans l'organisme de la femme par la grossesse et l'accouchement, constituent à elles seules une prédisposition puissante aux métrorrhagies. Le développement du système circulatoire, les troubles de la constitution sanguine, l'énergie de la circulation, les voies nombreuses et faciles qui sont ouvertes au sang après la délivrance sont autant de causes étiologiques communes à toutes les nouvelles accouchées. Chez toutes elles produisent un écoulement du sang, les lochies, qui serait considéré comme une hémorrhagie hors de l'état puerpéral, et qui se transforme sous l'influence des causes les plus variées, et parfois les plus minimes en une perte véritable. Aussi y a-t-il lieu de s'étonner de la rareté relative des hémorrhagies pendant les suites de couches. Les statistiques données par les auteurs indiquent à peine 6 ou 7 cas d'hémorrhagie par 100 accouchements ; encore pour obtenir ce résultat faut-il tenir compte des pertes les plus minimes. Mme Lachapelle (1) qui a noté seulement les cas très-graves, en trouve 24 sur 15,481 accouchements. Collins a compté 86 hémorrhagies parmi les 16,654 accouchements qu'il a observés à l'hôpital de Dublin, et Winckel en tenant compte des pertes les plus légères, a signalé 114 pertes anormales chez 1,375 femmes en couches. Dans 50 cas, il a signalé le moment précis de l'apparition de l'hémorrhagie. Sur ce nombre : 9 fois la perte survint dans les douze heures qui suivirent l'accouchement, trois fois pendant les trois premiers jours : dix-huit fois entre le troisième et le neuvième jour, vingt-six fois après le neuvième jour. C'est pendant le neuvième et le dixième jour que les pertes ont été le plus fréquentes, ce que Winckel explique par les mouvements corporels que font les malades, qui se levent à cette époque pour la première fois.

Les résultats auxquels nous sommes arrivé ne diffèrent pas notablement de ceux de ces deux auteurs. Nous avons examiné avec soin les 1,115 dernières observations recueillies

(1) Mme Lachapelle, vi^e mémoire.

à la clinique obstétricale de Lyon. Dans ce nombre, les hémorrhagies ont été signalées 54 fois. Mais ce chiffre doit être un peu au-dessous de la réalité, car à Lyon la durée moyenne du séjour dans les maternités n'est que de dix à douze jours, et une métrorrhagie peut survenir lorsque la malade a déjà quitté l'hospice.

Il ne nous a pas toujours été possible de déterminer la cause exacte de l'hémorrhagie. Voici cependant les résultats qu'il nous a été permis de déduire de la simple lecture de l'observation :

Inertie	10
Présence de caillots dans l'utérus	6
Mouvements corporels	1
Au début d'une affection fébrile	5
Pendant le cours d'une bronchite violente	1
Liée à une altération sanguine (purpura concomitant)	2
Constipation	2
Tumeur intra-utérine	1
Déchirure profonde du périnée	1
Auteversion	1

En tout 30 cas ; nous les examinerons successivement en traitant des différentes causes étiologiques.

Vinckel est parvenu à reconnaître la cause exacte des hémorrhagies qu'il a observées dans 96 cas. Voici les résultats auxquels il est arrivé :

1° Inertie
- 2 cas après des contractions spasmodiques pendant l'accouchement.
- 7 — par atonie simple de l'organe.

2° Manque de rétrait
- 18 — sans autres complications.
- 4 — avec exsudats du bassin.
- 5 — avec paramétrite.

3° Par changement de forme et de position de l'utérus
- 6 — par anteversion.
- 4 — par anteflexion.
- 3 — par rétroversion.
- 1 — par rétroflexion.
- 1 — par suite de l'élévation de l'utérus par un kyste de l'ovaire.

4º Restes de débris d'an-
nexes....... ......   9 —
5• Endometrite....... ....   4 —
6º Granulations de l'ori-
fice externe ....   3 — (dont un avec ulcération).
7º Efforts mécaniques. { 16 — (au neuvième jour s'étant levée pour la première fois).
                        { 2 — due à un catarrhe tenace des bronches.
8º Rétention d'urine...   6 —
9º Constipation ....   ·1 —
10º Hémorrhagie pen-
dant un frisson fé-
brile..............   4 —
____
96 cas (1).

Telles sont les causes étiologiques auxquelles Winckel rapporte les hémorrhagies qui surviennent pendant les suites de couches.

Mais ces accidents peuvent naître sous la dépendance d'autres états morbides : tels sont les déchirures, les émotions, les sentiments affectifs et l'allaitement. Le nombre des accouchements antérieurs ne paraît pas avoir l'influence qu'on lui a attribuée. D'après la statistique de Winckel, les métrorrhagies ont été plus fréquentes chez les multipares (31 chez les multipares et 19 chez les primipares), mais il ne nous indique pas dans quelle proportion les multipares se trouvaient parmi ses malades. Récemment on a même signalé un certain nombre d'hémorrhagies, survenues à la suite du travail de l'accouchement chez les primipares âgées. L'emploi des anesthésiques a également été considéré comme une cause d'hémorrhagie (2), mais ces observations reposent sur un trop petit nombre d'observations pour pouvoir en dé-

(1) Winckel. Loc. cit, p. 110.
(2) Bremond. Considérations générales sur l'anesthésie par le chloroforme dans les accouchements naturels. Th. Montpellier, 1875.

duire une conclusion pratique. De plus, l'anesthésie n'est pratique en France que dans les cas d'accouchements difficiles qui peuvent déjà par eux-mêmes expliquer la métrorrhagie. En Angleterre, où le chloroforme est d'un emploi journalier dans la pratique des accouchements, les hémorrhagies ne sont pas plus fréquentes que dans notre pays.

Considérées dans leur ensemble, les causes étiologiques peuvent se diviser en deux groupes distincts : Les causes générales portant leur action sur l'organisme tout entier, et les causes locales dont l'action est limitée à la sphère de l'appareil génital.

Nous les étudierons séparément.

A. *Causes générales.* — Nous en reconnaissons deux :
1° L'état hydrostatique du sang.
2° L'état dyscrasique du sang.

Etat hydrostatique du sang. Nous avons vu que la grossesse et l'accouchement apportaient des troubles profonds dans l'état hydrostatique du sang: L'augmentation de la tension intra-vasculaire, concordant avec la suppression brusque de la pression exercée par le fœtus sur les vaisseaux utérins, constitue à elle seule une cause puissante d'hémorrhagie, et l'on observerait plus souvent cet accident, si la perte sanguine qui accompagne la délivrance et les autres secrétions de la femme en couches, lochies, sueurs, lait, ne venaient pas établir une sorte de décharge du système circulatoire. Toute cause qui modifie la statistique sanguine agit de même. Ainsi, sur les hautes montagnes où la pression atmosphérique est diminuée, les hémorrhagies puerpérales sont fréquentes. Saucerotte (1) rapporte que les femmes qui habitent les plateaux des Vosges sont fort sujettes à ces accidents,

(1) Saucerotte. Mélanges de chirurgie, p. 25.

Contamin.   3

et que souvent il les a fait descendre avec avantage dans la plaine, au moment de leurs couches.

Les troubles circulatoires résultant de la présence d'obstacles au cours du sang, agissent encore plus puissamment. Scanzoni (1) a signalé cette cause d'hémorrhagie: « Le plus fâcheux de ces troubles de la circulation sont ceux qui occasionnent la stase du sang dans le système de la veine cave inférieure, comme par exemple l'insuffisance et la sténose de la mitrale, l'emphysème chronique, l'infiltration pneumonique ou tuberculeuse des poumons, de même que les tumeurs considérables de l'abdomen qui, en comprimant les veines ascendantes, gênent le retour du sang vers le cœur. » A cet exposé si complet de l'accoucheur allemand, il faut ajouter les troubles circulatoires provoqués par les efforts de la toux, et ceux qui dépendent de la contraction spasmodique des petits vaisseaux.

Kiwisch (2), Norris (3), ont vu des hémorrhagies survenir chez des femmes qui avaient des maladies du cœur. Les troubles circulatoires dépendant d'une lésion pulmonaire, pourraient agir de même indépendamment des troubles que fait naître la toux. Sur 96 cas d'hémorrhagies dont il a déterminé la cause, Winckel attribue quatre fois la perte au frisson qui a précédé un accès fébrile. Il est facile de se rendre compte du mécanisme de la métrorrhagie dans ce cas là : La contraction spasmodique des capillaires et des petits vaisseaux chasse le sang dans les vaisseaux de gros calibres, moins richement dotés sous le rapport des fibres contractiles, et y détermine un accroissement énorme de la tension intra-vasculaire.

On pourrait également accuser les médicaments qui pro-

(1) Scanzoni. Traité pratique des maladies des organes sexuels de la femme, p, 283.

(2) Schroder. Loc. cit., 707.

(3) Norris. British med. journ., 1809.

duisent une action analogue (Seigle ergoté, sels de quinine (Monteverdi), sur les petits vaisseaux, mais leur action s'étend aux muscles lisses de l'utérus, et la contraction énergique de cet organe vient compenser l'augmentation de la pression sanguine qui se produit.

Il n'en est pas de même des efforts de la toux qui refoule vers les extrémités le sang veineux et occasionne ainsi une stase veineuse qui peut aller jusqu'à la cyanose. Winckel a signalé 2 cas de métrorrhagies dues à un catarrhe tenace des bronches ; mais comme il se produit en même temps des mouvements corporels (muscles abdominaux diaphragme), il les attribue surtout à l'influence de cette cause.

Etat dyscrasique du sang. C'est un fait aujourd'hui démontré que des hémorrhagies parfois considérables se produisent sous l'influence de modifications dans la composition ou dans la constitution du sang. Les épistaxis qui surviennent au début de la fièvre typhoïde et des affections catarrhales : les hémorrhagies qui se produisent au commencement et dans le cours des fièvres éruptives, celles qui sont liées à une altération du foie, ictère grave, ou à ces altérations sanguines qui constituent le scorbut ou l'hémophylie, ne reconnaissent pas d'autres causes. Sans avoir une influence aussi considérable, les modifications que la grossesse apporte dans la constitution du sang ne méritent pas moins d'être signalées. Les globules rouges et l'albumine diminuent beaucoup, les leucocytes et la fibrine augmentent. Dans tous les cas, l'eau est en plus grande quantité.

L'hydrémie de la grossesse s'accroît encore après l'accouchement, et s'accuse davantage à chaque perte, à chaque hémorrhagie nouvelle. De sorte qu'une hémorrhagie antérieure constitue une condition favorable pour l'apparition d'une nouvelle perte, et doit mettre en garde contre le retour de l'accident.

Il est un état du sang qui semble prédisposé plus particulièrement à l'hémorrhagie, nous voulons parler des modifications sanguines qui sont liées à l'albuminurie. Sur 41 femmes albuminuriques, M. Blot (1) a trouvé 12 fois des hémorrhagies.

Dans un cas, l'écoulement de sang qui se manifesta immédiatement, après la délivrance ne put pas être arrêté, et la malade succomba 17 heures après la délivrance. Chez une autre malade, l'hémorrhagie dura quatre heures, deux heures chez une troisième, les autres eurent des pertes peu abondantes.

Mᵐᵉ Lachapelle (2) a observé une hémorrhagie qui survint au septième jour de l'accouchement, et causa la mort de la malade. Le sang séreux et décoloré, filtrait par toute la surface utéro-vaginale, et transperçait en un instant les tampons les plus serrés. M. Lachapelle invoque pour expliquer cette perte un molimen hémorrhagicum spécial, mais l'état du sang qui s'écoulait et le fait de sa transsudation à travers la muqueuse vaginale nous permettent de l'attribuer à une altération du sang.

Le plus souvent, les modifications que la grossesse apporte à la constitution sanguine sont impuissantes à produire l'hémorrhagie ; mais qu'il vienne s'ajouter un élément fébrile, que la femme prenne la fièvre typhoïde ou un exanthème fébrile, alors l'adultération du sang exagérée par le processus morbide deviendra la cause d'une hémorrhagie.

Nous en avons observé un exemple chez une femme qui contracta la fièvre typhoïde pendant les suites de couches :

« Marie B..., 26 ans, entre à l'Hôtel-Dieu, salle Saint-Roch, le 10 novembre 1874. Cette femme, quoique d'une constitu-

---

(1) Blot. De l'albuminurie chez les femmes enceintes. Th. Paris, 1849 et Union Médicale, 10 octobre, 1852.

(2) Mᵐᵉ Lachapelle. Pratique en accouchements, t. ii, p. 377.

tion assez faible, s'est constamment bien portée. Un accouchement, il y a deux ans, n'eut pas de suites fâcheuses, et cette femme put nourrir son enfant. Accablée par la misère, les privations qu'elle supporta altérèrent profondément sa santé. Néanmoins une deuxième grossesse n'offrit rien d'anormal, et le second accouchement qui eût lieu le 25 octobre dernier fut facile. La marche des suites de couches, fut régulière au début, mais depuis six jours la malade éprouve de la céphalée, etc., pas d'épistaxis. A son entrée, avec les signes d'une dothiénentérie au début, on constate une éruption pétéchiale très-confluente, occupant tout le haut de la poitrine et les plis des hanches. L'état des organes génitaux n'offrait rien d'anormal.

Dans la nuit du 11 au 12 novembre, il survint une perte peu intense, qui devint grave par sa persistance, et que les moyens les plus rationnels ne parvinrent à maîtriser qu'au moment où la malade était exsangue.

Elle succomba dans la journée. »

Dans ce cas, toutes les causes d'altérations sanguines se trouvaient réunies. Grossesse et allaitement antérieurs, privations pendant la deuxième grossesse, etc. Aussi, dès que l'élément infectieux et fébrile vint s'implanter sur un terrai si bien préparé, la tendance aux hémorrhagies se manifesta tout d'abord par les pétéchies, etaboutit à la perte qui emporta la malade.

Chez deux malades de la clinique de Lyon, il survint pendant l'état puerpéral une éruption de purpura peu confluente, il est vrai, mais qui dénotait néanmoins une altération profonde du sang. Toutes les deux eurent une hémorrhagie qu'il fut impossible de rapporter à une autre cause.

Dans un plus grand nombre de cas (5 fois), l'hémorrhagie précéda ou suivit de près des accidents fébriles de nature catarrhale ou rhumatismale. Dans 3 cas, l'hémorrhagie coïncida avec des épistaxis. Ces pertes que l'on doit rapprocher des métrorrhagies décrites par M. Gubler (1) sous le nom ingénieux d'épistaxis utérines, sont sous la dépendance de l'altération sangnine commune à toutes ces affections.

C'est encore à l'altération du sang qu'il faut attribuer les hémorrhagies si fréquentes chez les femmes atteintes de fièvre puerpérale. D'après M. Hervieux (2), presque toutes les hémorrhagies des suites de couches seraient sous la dépendance de l'infection puerpérale. « Des femmes atteintes, après un accouchement naturel, de pertes utérines, sont des femmes déjà malades, de la même manière que des individus atteints d'épistaxis au début de la fièvre typhoïde, sont déjà en puissance de cette maladie. » Dans un cas, c'est le poison typhique qui agit ; dans l'autre, le poison de la fièvre puerpérale. Dans les deux cas, l'altération sanguine est le premier effet que l'on observe, et c'est par son intermédiaire que l'hémorrhagie se produit. Quant au mode pathogénique de cette production, on peut invoquer l'altération consécutive des parois vasculaires, l'action vaso-motrice qui provient de l'excitation anormale du bulbe, ou simplement les phénomènes physiques résultant de la modification sanguine ?

B. — CAUSES LOCALES.

Les causes locales exercent leur action directement sur l'appareil sexuel ; les unes y ont leur siége (déchirures, inflammations), les autres résultent d'excitations éloignées qui agissent sur l'utérus par l'intermédiaire du système nerveux (allaitement), Winckel n'énumère pas moins de dix-huit causes étiologiques qu'il réunit en dix groupes. A son exemple, nous avons réuni les causes analogues en des groupes distincts.

(1) Gubler. Des épistaxis utérines simulant les règles, etc. Gaz. med. de Paris, 1862 et Mémoire à la Société de Biologie.

(2) Hervieux. Traité des maladies puerpérales, p. 343.

Nous étudierons les causes suivantes :

Inertie,

Rétention de débris du placenta ou des membranes.

Présence de caillots.

Réplétion de la vessie ou du rectum.

Changements de forme ou de position de l'utérus,

Inflammations.

Mouvements corporels.

Emotions, sentiments affectifs.

Allaitement.

Tumeurs et néoplasmes.

Déchirures et thrombus.

Inertie. De toutes les causes, celle-ci est certainement la plus fréquente. Il est inutile d'en rapporter les exemples. Toutes les hémorrhagies utérines qui surviennent pendant les premiers jours de l'accouchement sont sous sa dépendance. « Le sang ne peut couler, lorsque l'utérus est bien contracté » (1). On comprend, au contraire très-bien, qu'une hémorrhagie se produise lorsque le relâchement des fibres utérines laisse béants les sinus veineux.

Cet état de l'utérus est lui-même sous la dépendance d'autres causes, qui provoquent ainsi indirectement l'écoulement sanguin. On a pourtant signalé des cas où l'inertie serait pour ainsi dire idiopathique et proviendrait du développement insuffisant du tissu musculaire utérin (2). On peut expliquer ainsi le retour persistant des hémorrhagies qui se produisent chez certaines femmes après chaque accouchement. Plus fréquemment l'inertie dépend d'une cause étrangère. C'est tantôt la trop brusque déplétion de l'utérus qui vient surprendre la matrice avant qu'elle soit suffisamment contractée, tantôt la longueur du travail qui a épuisé les forces contrac-

(1) Mme Boivin. Bibliothèque médicale, 1829, t. III.
(2) Schroder. Loc. cit., p. 625.

tiles de l'utérus. Toutes les causes qui peuvent provoquer cet
épuisement de l'organe amènent sûrement l'inertie. C'est
ainsi qu'agissent les contractions spasmodiques pendant le
travail, l'abus des excitants et les manœuvres violentes (ver-
sion, forceps) à la suite desquels on remarque fréquemment
l'inertie et l'hémorrhagie. On a également signalé l'influence
de l'état général. L'inertie est fréquemment liée à l'anémie,
et les femmes très-faibles, dont le sang est pauvre en globules, sont plus disposées que les autres à cet accident, soit
que le développement musculaire de l'utérus participe de
l'affaissement général, soit qu'un sang appauvri excite moins
fortement les organes nerveux qui président aux contractions
de la matrice. L'action de l'état pléthorique est plus contes-
table et en même temps d'une explication plus difficile. Les
anciens voyaient la pléthore dans tous les troubles circulatoires de la femme en couches, mais les études hématologiques
modernes ont démontré la rareté de cet état chez les nouvelles
accouchées. Quoi qu'il en soit, on observe parfois des hémorrhagies puerpuérales dépendant de la pléthore et dans lesquelles l'utérus est mou, flasque, inerte. Moreau (1), qui a
signalé cette cause d'hémorrhagie, prétend que dans ces cas
la perte n'offre pas de gravité et cesse d'elle-même. On pourrait conclure de cette remarque que, dans la pléthore, la tension sanguine trop considérable surmonte la contraction de
l'utérus, le distend, et cause ainsi l'hémorrhagie qui s'arrête
dès que l'équilibre est rétabli entre la pression intravascu-
laire et l'énergie de la contraction utérine. Les fomentations
chaudes, les cataplasmes placés sur le ventre, ont plus d'une
fois provoqué des pertes abondantes (M. Bouchacourt). La
chaleur agit dans ces cas en déterminant un afflux sanguin
trop considérable, et en faisant naître une pléthore locale.
Mme Lachapelle avait déjà signalé ce phénomène qu'elle ex-

(1) Moreau. Traité d'accouchement, p. 420.

pliquait également par la fluxion utérine le *molimen*, comme on disait à cette époque. « C'est en déterminant un pareil molimen qu'une chaleur exagérée expose la femme à périr d'hémorrhagie. » (1)

Pour produire un écoulement sanguin, il n'est pas besoin que l'inertie s'étende à tout l'organe. Même dans les cas normaux, le col se contracte faiblement, souvent il est complètement inerte, et contraste par sa mollesse avec la rigidité et la contraction du corps de l'organe. Aussi, dans les cas d'implantation du placenta sur le col, les hémorrhagies sont fréquentes, et d'autant plus redoutables, que la malade est épuisée par des pertes antérieures.

L'inertie utérine peut même se localiser au point d'implantation du placenta, et donner ainsi lieu à des hémorrhagies abondantes, alors que l'utérus paraît bien contracté. Engel (2), le premier, a signalé deux de ces cas. Après lui, Rokitansky (3) en a également observé deux exemples. Plus récemment, Kiwisch et Valenta (4) en ont rapporté des observations. Avant ces auteurs, M. Jacquemier, dans son mémoire sur l'utérus humain pendant la gestation, publié en 1839 dans les *Archives générales de médecine*, avait signalé cet accident, qu'il explique par la moins grande quantité de tissu musculaire qui se trouve en ce point. « Nous avons vu que le plan musculaire interne de l'utérus est perforé par un grand nombre de trous qui donnent un aspect particulier à cette partie de la face interne de l'utérus, et la rendent moins contractile. » (Jacquemier.)

L'utérus peut rester gros et volumineux après l'accouchement sans qu'il y ait d'inertie, le globe utérin est dur, ferme et dénote ainsi l'état de contraction de ses plans musculaires.

(1) Mme Lachapelle. Pratique des accouchements, t. III, p. 377.
(2) Engel. Œsterr. med. Jahrb., nouv. sér., vol. XXII, p. 310, 1840.
(3) Rokitanski. Handbuch u. spec. path. Anat. Wien, 1842, VII, p. 555.
(4) Valenta. Die catheterisatio uteri, Wien, 1871, p. 7.

Une tumeur, située dans l'épaisseur des parois utérines, plus fréquemment des adhérences anormales contractées pendant la grossesse avec les parois du bassin (Winckel) (1) ou avec l'épiploon (Ruyschs (2), (Wiedmann) (3), ou encore la congestion et même l'inflammation de l'utérus sont les causes de ce défaut de retrait. Les hémorrhagies sont fréquentes dans cet état, mais il est probable que la persistance de la cavité utérine, dépendant du défaut de retrait provoque la formation de caillots qui causent ensuite l'hémorrhagie. (J. Guérin) (4).

L'inertie utérine ne provoque pas fatalement une hémorrhagie ; fréquemment, on sent l'organe mou, flasque, inerte, et cependant il ne s'écoule pas une goutte de sang. Dans ces cas, la présence des caillots obturateurs oppose un obstacle au sang. Mais l'inertie ne pourrait pas durer un certain temps sans qu'il se détache quelques-uns des caillots qui livreraient ainsi passage au liquide sanguin. De plus, l'inertie provoque les déformations et les déplacements de l'utérus et devient ainsi une cause éloignée d'hémorrhagie.

Rétention de débris de placenta ou de membranes. — Il est peu d'accoucheurs qui n'aient observé des hémorrhagies pendant l'état puerpéral dues à cette cause. Cet accident survient à toutes les périodes des suites de couches, on l'observe au moment de la délivrance, lorsque le placenta décollé et retenu par le col empêche le retrait de l'utérus, et transforme en hémorrhagie interne l'écoulement sanguin qui se produit en ce moment. Au douzième et au quinzième jour de l'accouchement, on peut avoir à combattre des hémorrhagies qui proviennent de cette cause.

De simples débris de membranes ont parfois causé des

(1) Winckel. Loc. cit., 109.
(2) Ruysch. Obs. anat. 83.
(3) Wiedmann. Mem. cas. rari.
(4) J. Guérin. De la fièvre puerpérale et communication à l'Ac. de méd. 1858.

ècoulements sanguins notables. Schroder (1) rapporte le fait d'un malade qui eut, au deuxième jour, une perte très-forte, qui cessa par l'ablation d'un fragment de la caduque un peu épaissie, qui était restée adhérente au col. Une mole qui existerait dans l'utérus en même temps que le produit de la conception, et qui n'aurait pas été expulsée avec lui, donnerait lieu à des accidents semblables (Duncan Stewart) (2).

Ces débris agissent tantôt par leur volume qui s'oppose au retrait de l'utérus, tantôt en irritant les parois de la matrice et en provoquant ainsi une fluxion exagérée de l'organe. Alors même qu'ils sont d'un petit volume, ils peuvent s'opposer à la rétraction de l'utérus, ou même en provoquer la distension, lorsqu'ils obturent l'orifice du col. Dans ces cas, ils empêchent l'écoulement des lochies et donnent lieu à une perte latente ainsi que Baudelocque (3) en a rapporté plusieurs exemples.

Caillots. « Mauriceau, Dionis, Levret, Smellie, Rœderer, Astruc, Barbaut, etc., s'accordent à regarder la présence d'un caillot de sang dans la matrice comme pouvant donner lieu à des hémorrhagies ou à des lochies immodérées » (4). Six fois on avait noté cette cause parmi les observations que nous avons examinées. Dans tous ces cas, l'accident cessa après l'expulsion des corps étrangers. Toutes les formes de caillots y prédisposent ; mais ceux du début, malgré leur volume parfois considérable, sont assez souvent bien tolérés. Mauriceau et Baudelocque ont rapporté plusieurs observations dans lesquelles des caillots volumineux n'occasionnèrent aucun trouble subjectif ou fonctionnels, et furent expulsés sans que l'on se soit douté de leur présence.

(1) Schrœder. Loc. cit., 710.
(2) Duncan Stewart. Traité des hémorrhagies, traduit par Mme Boivin, p. 332.
(3) Baudelocque. Traité des hémorrhagies utérines.
(4) Baudelocque.   id.   p. 192

Les caillots durs consistants, que l'on observe plus tard, te
qui, à cause de leur implantation sur la surface interne de
l'utérus, ont reçu le nom de polype fibrineux, présentent sous
ce rapport une bien plus grande gravité. Toujours ils provoquent des hémorrhagies persistantes cui durent tant que la
tumeur n'est pas expulsée. Tous les auteurs qui se sont occupés de ces productions polipeuses, Kiwisch, Velpeau,
Schroder, ont signalé ces hémorrhagies. Notre ancien maître
dans les hôpitaux, M. Pomies (1), a réuni quatre observations
de polypes fibrineux qui s'accompagnèrent tous d'hémorrhagie. La grosseur des caillots était minime et variait entre
le volume d'une noisette et celui d'une noix, et cependant les
pertes furent considérables, et une des malades faillit y succomber.

La pathogénie de l'hémorrhagie liée à la présence de caillots est complexe. On comprend très-bien qu'un caillot volumineux s'oppose au retrait de l'utérus et maintienne béants
les vaisseaux de la sérotine, mais il est plus difficile d'expliquer l'hémorrhagie dans les cas de coagulum de petit
volume. M. Leblond (2) suppose que le corps étranger agit
en irritant les parois utérines, et provoque, par action réflexe,
la congestion de l'organe. Le caillot jouerait le rôle d'une
épine, et mettrait en jeu l'appareil érectile dont M. Rouget (3)
a démontré l'existence dans les ligaments larges.

La seule présence d'un caillot dans le vagin, immédiatement en contact avec le col, suffit parfois pour provoquer une
hémorrhagie. M. Pomies a observé deux fois ce phénomène,
et dans ces deux cas, l'hémorrhagie cessa dès que les caillots

(1) Pomies. De la rétention des caillots dans l'utérus après l'accouchement, 1851.

(2) Leblond. Du rôle des ligaments larges et de l'app. érectile de
l'utérus dans les hémorrhagies utérines. Th. Paris, 1872.

(3) Rouget. Recherches sur les organes érectiles de la femme. Journal
de phys., 1858.

contenus dans le vagin furent enlevés. M. Béhier a rapporté dans ses leçons cliniques une observation analogue. Chez une femme qui avait une perte très-forte depuis plusieurs jours, le toucher fit reconnaître un caillot disposé en forme de couronne autour du col. Ce coagulum était résistant, et on put l'arracher en entier après l'avoir accroché par un de ses côtés. A partir de ce moment, la perte fut supprimée. Dans tous ces cas, le caillot ne pénétrait pas dans la cavité du col, et chez la malade de M. Béhier la forme annulaire du caillot permettait l'écoulement des lochies. Cependant, l'hémorrhagie était manifestement sous la dépendance de leur présence, car elle cessa dès que le corps étranger fut enlevé.

L'altération putride des caillots determine fréquemment l'hémorrhagie (De Lamotte) (1), et souvent les caillots ne manifestent leur présence que lorsqu'ils sont altérés. On peut accuser, dans ces cas, la modification sanguine, produite par l'absorption des produits septiques ; l'endométrite consécutive, et la distension de la matrice par les gaz que produit la putréfaction.

Réplétion de la vessie ou du rectum. — La distension de la vessie ou du rectum cause souvent des hémorrhagies et produirait plus fréquemment cet accident, si l'accoucheur ne prévenait la réplétion de ces organes. Sur 114 hémorrhagies, qu'a observées Winckel, 6 fois cet accident était sous la dépendance de la réplétion de la vessie. Nous n'avons pas trouvé, dans la collection de la clinique de Lyon, d'observations semblables, ce qui s'explique par le soin attentif avec lequel on surveille l'état de la vessie chez les nouvelles accouchées. Par contre, deux fois l'hémorrhagie était liée à la constipation et cessa dès que des lavements eurent débarrassé l'intestin. Moreau (2) observa un cas semblable : chez une de ses malades, une perte abondante se déclara au neuvième jour de

(1) De Lamotte. Traité des accouch., p. 742.
(2) Moreau. Traité d'accouch., p. 422.

l'accouchement. L'examen direct lui ayant fait reconnaître, dans le flanc gauche, la présence d'une tumeur, il l'attribua, avec raison, à un amas de matières fécales et ordonna plusieurs lavements, qui furent impuissants à provoquer les selles. La perte continuait toujours, lorsqu'il eut l'idée de vider le rectum à l'aide d'une curette. Dès que l'intestin fut débarrassé, la perte s'arrêta.

L'hémorrhagie, liée à la réplétion de la vessie, se déclare les premiers jours qui suivent l'accouchement. Celle qui est sous la dépendance de la distension du rectum survient beaucoup plus tard, au cinquième ou septième jour. Le mécanisme de la production de l'hémorrhagie rend compte de cette différence. La vessie agit par son volume seul, en élevant et en distendant l'utérus. Dans un cas rapporté par Mme Lachapelle, le fond de l'utérus, soulevé par la vessie distendue, dépassait l'ombilic (1). Le rectum ne peut pas acquérir un volume assez considérable pour déformer ou déplacer l'utérus. Mais les matières dures et solides qu'il renferme, irritent le col et provoquent une congestion exagérée de l'utérus. La vessie agit en provoquant l'inertie, et l'hémorrhagie se produit au moment où l'inertie est la plus fréquente. La réplétion du rectum et la congestion utérine qui en est la conséquence, deviennent une cause de pertes; lorsque le travail de réparation est assez avancé pour qu'une hémorrhagie se produise sous la seule influence de la congestion.

Changements de forme ou de position de l'utérus. — Fréquemment l'utérus se déplace ou se déforme à la suite des accouchements. Son poids considérable, joint au relâchement des parties génitales et au peu de résistance de son propre tissu, explique ces accidents. Winckel a trouvé des hémorrhagies liées à toutes les déformations, à tous les dépla-

----

(1) Mme Lachapelle. Prat. des accouch., t. II, p. 387.

cements ; mais l'antéversion et l'antéflexion y prédisposent d'une manière spéciale.

C'est une antéflexion très-prononcée qui occasionna l'hémorrhagie chez la malade dont nous transcrivons ici l'observation :

« Elisa Marie, 24 ans, primipare, eut une grossesse et un accouchement normal ; la délivrance fut également exempte de complications. Les suites de couches ne présentèrent rien de particulier les deux premiers jours, mais le troisième jour les lochies furent brusquement supprimées. Pas de fièvre, pas d'autres troubles : le lendemain, quatrième jour de l'accouchement, une perte abondante se déclara et fut arrêtée par les moyens d'usage. Pas d'autres accidents, mais à la sortie, l'examen de la malade fit reconnaître une antéflexion très-prononcée. »

Dans ce cas, l'antéflexion normale, à la suite des accouchements (1), était très-exagérée ; elle était allée jusqu'à oblitérer la cavité utérine ; de là la rétention des lochies, qui provoqua la perte. Il doit en être de même chez toutes les femmes qui ont des déformations utérines suffisantes pour créer un obstacle au cours des lochies. Un déplacement en masse de la matrice, qui repousserait le col contre une des parois vaginales, et amènerait ainsi son oblitération, produirait le même résultat. Peu (2) rapporte le fait d'une hémorrhagie qui fut produite par ce mécanisme.

« Une dame, près des Enfants-Rouges, que je venais d'accoucher et de délivrer fort heureusement, pensa mourir par la faute d'une vieille ignorante de garde, qui l'ayant trop serré, empêcha l'écoulement des vuidanges. A peine fus-je rentré chez moi qu'il fallut retourner sur mes pas. Je trouvai cette dame dans les syncopes, prête à expirer. Je lui

(1) Schroder. Loc. cit., p. 210.
(2) Peu. Pratique des accouch., p. 25.

tirai plein un grand plat de sang caillé et très-noir. Pendant quoi elle revint à vue d'œil, à mesure que j'ostais le corps estrange, à peu près comme une mesche suffoquée et presque esteinte se rallume. »

Ainsi que le fait remarquer Baudelocque (1), le bandage mal placé avait changé la direction de l'utérus, de telle sorte que son orifice, au lieu d'être placé au centre du vagin, avait été poussé contre une des parois de ce canal.

Les déformations momentanées de l utérus, provenant du volume anormal des organes voisins (réplétion de la vessie) ! peuvent devenir la cause d'une hémorrhagie, car le peu de temps qu'a duré la déformation suffit souvent par déterminer la formation d'un caillot.

Il est un autre état de l'utérus qui s'accompagne toujours d'hémorrhagie : c'est l'inversion. Cependant les pertes liées au renversement de la matrice sont moins fréquentes et surtout moins abondantes qu'on pourrait le supposer, surtout lorsque l'inversion est complète. Dans ce cas, comme le fait remarquer Winckel, la compression exercée sur la base de la tumeur, par le col qui l'étreint comme un anneau, s'oppose à un trop grand afflux sanguin. Cet état s'accompagne néanmoins d'hémorrhagies et tous les auteurs les ont signalées.

Winckel a observé une malade chez laquelle il existait un kyste de l'ovaire qui prit, après l'accouchement, un développement très-rapide. Quoique le retrait de l'utérus fût normal, il survint une hémorrhagie qu'il attribua au déplacement en masse de l'utérus, entraîné en haut par la tumeur. Sans nier l'explication de Winckel, nous croyons cependant que la compression exercée par le kyste, sur les veines ascendantes, ne fut pas étrangère à la production de l'hémorrhagie.

Inflammations. — Les inflammations des muqueuses (en-

(1, Baudelocque. Traité des pertes internes, p. 71.

térites, cystites) s'accompagnent presque toujours d'hémorrhagies. Les métrites sont soumises à la même règle, et dans
l'état puerpéral, cette tendance est encore accrue par l'état
de la muqueuse qui se régénère, et dont les vaisseaux sont
plus friables et entourés de tissus moins résistants qu'à
l'état normal. Aussi, d'après M. Courty, les pertes de sang
anomales forment-elles un des symptômes les plus fréquents du début de la métrite puerpérale. Toutes les formes
d'inflammation peuvent devenir une cause d'hémorrhagie.
Winckel signale plus particulièrement les métrites, avec
diphthérite de la muqueuse, mais les inflammations à forme
gangréneuse les provoquent encore plus sûrement. Le travail
de régénération de la muqueuse et l'exfoliation épithéliale
qui l'accompagne, suffisent dans bien des cas pour déterminer une hémorrhagie. Plus fréquemment, les pertes surviennent, si un mouvement fébrile vient interrompre le travail de réparation, et produire ainsi une métrite, avec ulcération du col.

Les inflammations utérines, que l'on observe dans la fièvre
puerpérale, donnent presque toujours lieu à des hémorrhagies ; aussi M. Hervieux (1) a-t-il observé que les pertes
étaient bien plus fréquentes pendant les endémies de fièvre
puerpérales. Pour cet auteur, l'écoulement sanguin proviendrait du travail d'ulcération des parois utérines ; mais nous
pensons qu'il faut ajouter, à cette cause, l'altération sanguine,
qui accompagne les fièvres graves et l'afflux sanguin que détermine l'inflammation. Les hémorrhagies que l'on observe
dans les péritonites, les ovarites, etc., proviennent également
d'un état congestif de l'utérus, qu'entretient l'inflammation
d'un organe voisin.

Mouvements corporels. — Tous les accoucheurs ont signalé

______

(1) Hervieux. Traité des maladies puerpéraies, p. 239.

Contamin.   4

l'influence des mouvements brusques ou violents sur la production des hémorrhagies ; il est facile de se rendre compte de cette influence, lorsque la femme se lève pour la première fois. Il est bien peu de femmes qui n'aient, à ce moment, une augmentation de l'écoulement lochial, ou même une hémorrhagie. La position verticale, les contractions des muscles abdominaux, les secousses de la marche, rendent suffisamment compte du phénomène. On doit ajouter à ces causes, les modifications que la station debout peut apporter à la forme, ou à la position de l'utérus. Trop faible pour soutenir son propre poids, et, à plus forte raison, le poids des viscères abdominaux qui pèsent dessus cet organe se déforme, l'antéflexion s'accuse et persiste si le repos et le décubitus dorsal ne viennent promptemeut y remédier.

Tous les mouvements un peu violents peuvent donner lieu à une hémorrhagie. Winckel signale deux cas, dans lesquels la perte était sous la dépendance d'un catarrhe, s'accompagnant de toux. Chez une nouvelle accouchée de la clinique de Lyon, qui était atteinte d'une bronchite violente, les quintes de toux s'accompagnaient toujours d'une expulsion anormale des lochies, qui restèrent sanglantes pendant près de dix jours.

Indépendamment des secousses que déterminent la toux, les troubles circulatoires qui se produisent normalement dans cet état, rendent suffisamment compte du phénomène. L'hémorrhagie utérine est produite, dans ce cas, par un mécanisme semblable à celui qui donne naissance à l'épistaxis, que l'on observe assez fréquemment après les efforts de toux un peu violents.

Les efforts les plus légers peuvent provoquer une perte. Nous avons souvent remarqué une augmentation anormale des lochies, chez des femmes qui avaient simplement soulevé leur enfant.

Emotions. Sentiments affectifs. — Les contrariétés, les émotions pénibles ont, de tout temps, été considérés comme pouvant donner lieu à une hémorrhagie. Gardien (1) a spécialement indiqué la colère : « On a vu, pendant les accès de cette passion, qui accélère la circulation, survenir pour ainsi dire instantanément des hémorrhagies... » Fordyce Barker (2) rapporte l'observation d'une femme qui avait donné le jour à une fille ; comme elle désirait ardemment d'avoir un garçon, on lui cacha le premier jour le sexe de son enfant, mais le lendemain elle eut une hémorrhagie très-forte en apprenant la vérité.

Fréquemment on peut observer des pertes anormales à la suite des accouchements clandestins (Bouchacourt), les angoisses résultant d'une situation irrégulière, doivent y contribuer au moins autant que l'absence de soins, et le défaut de précautions.

Les surprises agréables, les sentiments gais ont pu, dans certains cas, devenir la cause d'une hémorrhagie. Notre ami, le Dr Gangolfe, a observé, dans sa clientèle, une perte abondante survenue au neuvième jour de l'accouchement, et qui se déclara subitement à l'occasion d'un cadeau que reçut la malade.

Enfin M. Charpentier a signalé récemment l'influence des sentiments affectifs, sur la persistance des lochies sanguinolentes.

Allaitement. — Jusqu'à présent, aucun accoucheur n'avait signalé l'influence de l'allaitement sur la production des hémorrhagies. Les rapports, les sympathies qui existent entre l'utérus et les mamelles, sont connus depuis la plus haute antiquité. Hippocrate y fait allusion et Galien, qui avait

(1) Gardien. Traité d'accouch. et de mal. des femmes, t. i, p. 282.
(2) The puerperal diseases by Fordyce Barker, p. 15.

quelques connaissances anatomiques, les explique par les
anastomoses des vaisseaux. Les découvertes de la physiologie moderne nous permettent de nous rendre un compte
plus exact des relations qui existent entre ces organes,
plaçant dans le système nerveux le lien qui les unit. C'est
par une action nerveuse d'ordre réflexe que l'excitation du
mamelon provoque chez la femme en couche les contractions
utérines, les tranchées. Ces contractions réflexes ont été
signalées par tous les auteurs ; les accoucheurs anglais les
avaient même mis à profit pour arrêter les hémorrhagies
liées à l'inertie utérine. Rigby, Ingleby, avaient coutume de
faire placer l'enfant au sein, dans les cas d'inertie utérine, et
les contractions provoquées par la succion du mamelon ont
plus d'une fois arrêté une perte. Plus récemment, on a remarqué l'issue d'une certaine quantité de sang, coïncidant
avec la contraction utérine. M. Béhier (1) a rapporté l'observation d'une femme qui présentait des ulcérations du ma-
mamelon, et chez laquelle la succion par l'enfant provoquait
des douleurs vives au point ulcéré. La malade éprouvait en
outre, chaque fois que l'enfant prenait le sein, des tranchées
douloureuses, qui expulsaient une petite quantité de liquide
sanguinolent. M. Matteï a rapporté deux observations semblables (2). Mais chez une autre malade, il observa une véritable hémorrhagie, dépendant de la succion du mamelon.

 « Après un accouchement normal ; Mme C. avait éprouvé
quelques tranchées douloureuses qui avaient promptement
cédé. L'utérus était à un travers de doigt au-dessous de l'ombilic, lorsque Mme C., malgré la défense qui lui en avait été
faite, présente le sein à son enfant, et est enchantée de voir
qu'il y reste longtemps, c'est-à-dire qu'il ne trouvait pas de
lait. Un autre inconvénient qui résulta de la succion fut le
réveil des tranchées, et la perte d'une certaine quantité de sang.

(1) Béhier. Leçons de clinique médicale, p. 663.
(2) Matteï. Clinique obstétricale, t. i, obs. 2 et t. iii, obs. 208.

Le lendemain on constata que Mme C. n'avait pas de lait » (1).

Dans tous ces cas, l'hémorrhagie était minime, et pouvait être mise sur le compte des tranchées utérines, expulsant tout d'un coup les lochies accumulées dans la cavité de la matrice. M. le professseur Bouchacourt a communiqué à la Société de médecine de Lyon (séance du 2 août 1875), plusieurs observations d'hémorrhagies liées à l'allaitement, et survenant à une époque trop éloignée de l'accouchement pour que l'on puisse supposer une simple exagération du flux lochial.

Une de ces malades, Mme P. qui nourrit péniblement, eut une perte légère le dix-neuvième jour ; mais le vingt-sixième et le vingt-septième jour, l'hémorrhagie reparut plus abondante et entremêlée de petits caillots. Au trente-septième jour, nouvelle perte qui dura quatre jours, le sang était très-rouge, presque rutilant. La quantité du lait ayant beaucoup diminué, on dut prendre une nourrice. A partir de ce moment, les pertes cessèrent, et M^mo P. se rétablit.

Chez une autre malade, on observait une hémorrhagie légère, mais reparaissant à chaque séance d'allaitement. La mère continua à nourrir son enfant, et les accidents disparurent, mais un nouvel accouchement les fit apparaître de nouveau.

Dans quelques cas, on put faire la contre-épreuve et juger ainsi l'influence de l'allaitement. Une jeune femme observée par le Dr Lavirotte (1), accouche deux fois, nourrit deux fois, et à deux fois des hémorrhagies. Elle accouche une troisième fois, ne nourrit pas et n'a pas d'hémorrhagies secondaires.

Nous devons à l'obligeance de M. le Dr Diday, l'observation suivante, dans laquelle une hémorrhagie grave survint au troisième jour de l'accouchement, sous l'influence de l'allaitement.

« M^mo C. B. 31 ans. A déjà eu deux fausses couches, et

(1) Mattei. T. iii, p. 253.
(2) Lyon médical, 12 septembre 1875.

une couche régulière datant de sept ans. Très-anémique, et devenu plus anémique encore par suite de fatigues considérables; Mme B. est encore assez robuste pour avoir, jusque-là, pu accomplir les travaux du ménage.

Accouchement le 24 août 1870, l'acccouchement fut naturel, et ne s'accompagna d'aucun accident.

Elle veut pour la première fois nourrir, mais au bout d'un jour, elle sent que toutes les fois que l'enfant tète depuis trois ou quatre minutes, elle éprouve un commencement de défaillance qui la force de quitter la position assise, et de se renverser sur le lit. Elle persiste néanmoins, quoique sentant augmenter considérablement cette faiblesse qui augmente à chaque nouvel essai, et persiste quoique atténuée dans les intervalles. Soixante-quatre heures après l'accouchement, la garde m'avertit que les linges sont plus fortement tachés de sang qu'ils ne devraient l'être. Je vois, en effet, les linges tachés abondamment d'un sang qui me frappe par sa couleur vermeille. J'ordonne simplement le repos complet, quelques lotions d'eau froide et une potion astringente. A 7 heures l'hémorrhagie continuant quoique non encore inquiétante par sa quantité, sur l'avis de M. le Dr Lacour, je fais cesser l'allaitement. A 10 heures, je suis appelé pour une hémorrhagie de plus en plus abondante, la malade est pâle, presque sans pouls, les extrémités sont froides. Tamponnement, glace sur le ventre ; bouillon froid, seigle ergoté 2 gr.

L'hémorrhagie ne reparut pas. Ce ne fut néanmoins que vers 8 heures du matin, que la chaleur, le retour du pouls et la coloration du visage dissipèrent les inquiétudes.

Depuis lors, Mme B. eut comme retour de couches : une hémorrhagie qui nous donna les mêmes inquiétudes et nécessita le même traitement, et pendant cinq mois consécutifs, les règles eurent une abondance inaccoutumée. Trois années et deux saisons d'été passées à la campagne ont été nécessaires pour rendre Mme B. à la santé. »

Nous pourrions citer d'autres observations, mais celles-ci nous semblent suffisantes pour démontrer l'influence de l'allaitement sur la production des hémorrhagies.

On n'a pas de données bien précises pour asseoir la pathogénie de la perte sanguine dans les cas d'allaitement, et on ne peut faire, à cet égard, que des hypothèses.

Chez une malade qui nourrissait son enfant, et qui offrait de petites hémorrhagies coïncidant avec des tranchées violentes, M. Matteï (1) « observe des taches d'un sang rouge que l'on dirait artériel, et des taches d'un sang noir que l'on dirait veineux. Les taches rouges, ajoute cet auteur, sont-elles de petites hémorrhagies arrivant à chaque tranchée ? On serait tenté de le croire, car une congestion très-probablement se fait à chaque tranchée. » Nous pensons que c'est là l'interprétation la plus rationnelle de ce phénomène, et sans conclure à l'existence d'une congestion de l'utérus dans tous les cas de tranchées, nous croyons néanmoins que l'excitation du mamelon par les lèvres de l'enfant, peut produire nn afflux plus considérable du sang vers l'utérus, et peut-être provoquer cette turgescence des vaisseaux péri-utérins, que M. Rouget a décrite sous le nom d'érection de la femme. On observerait donc là un phénomène semblable, à l'érection de l'appareil érectile du mamelon qui se produit sons l'influence des excitations utérines. L'apparition de la perte, au moment même des séances d'allaitement, la couleur du sang qui est le plus souvent artériel, sont autant de preuves à l'appui de notre théorie. La sensation agréable que la succion du mamelon procure à la nourrice, et qui est signalée par tous les accoucheurs, constitue un autre point de ressemblance entre ces 2 phénomènes. Chez la malade dont M. Diday nous a donné l'observation, cette sensation était accusée à un tel point, qu'enceinte de nouveau, elle disait à son médecin que, malgré la défense,

(1) Matteï. Clinique obstétricale, t. I, p. 76,

elle ne savait pas si elle pourrait résister à la tentation de
donner quelquefois le sein à son enfant.

Dégénérescences et tumeurs de l'utérus. — Les tumeurs et
les dégénérescences de l'utérus provoquent souvent des hémorrhagies pendant les suites de couches. Les dégénérscences
cancéreuses du col, qui ont envahi presque toute la circonférence de cet organe, y prédisposent particulièrement. La présence d'une semblable tumeur s'oppose à la dilatation du col ;
et si l'orifice de la matrice s'agrandit assez pour livrer passage
au fœtus, c'est au prix de déchirures profondes. Quelquefois
l'accoucheur est obligé d'intervenir, d'inciser les bords du col
qui opposent un obstacle insurmontable au cheminement de
la tête. Dans les deux cas, le résultat est le même, et la vascula-
risation morbide des tissus rend l'hémorrhagie plus fréquente
et plus grave. Le cancer de l'utérus, en opposant un obstacle
à la sortie du fœtus, et en prolongeant ainsi le travail (Mme Boivin a observé dans ces circonstances un accouchement qui
dura sept jours), prédispose à l'inertie utérine, et à l'hémorrhagie consécutive. D'autres fois la perte est occasionnée par
l'ulcération, ou la nécrose des parties dégénérées, qui ont été
comprimées et comme triturées pendant l'accouchement.
M. Calmels (1) a cité, dans sa thèse, une malade qui a succom-
bé de cette manière.

« Les tumeurs fibreuses de l'utérus peuvent, en empêchant
la rétraction régulière de l'organe, donner lieu à de fortes
hémorrhagies. » (Shroder)(2). Sans nier l'opinion de l'accoucheur allemand, nous pensons néanmoins que les corps fibreux
capables, par leur volume, de s'opposer au retrait de l'utérus,
ne sont point les tumeurs qui s'accompagnent le plus souvent
de pertes utérines. Plusieurs fois déjà, nous avons observé

(1) Calmels. Du cancer de l'utérus dans ses rap. avec la concept. l'acc.
et les suites de couches. Th. Paris, 1874, p. 27.

(2) Schroder. Loc. cit., p. 702.

des corps fibreux considérables chez de nouvelles accouchées et toujours les suites de couches furent normales. Nous avons observé, au contraire, des hémorrhagies très-abondantes causées par la présence de tumeurs très-petites, trop petites pour pouvoir s'opposer au retrait de l'utérus, mais siégeant vers la paroi interne de l'utérus proéminant dans sa cavité.

Chez une malade de la Clinique de Lyon, une hémorrhagie mortelle fut provoquée par une tumeur à peine grosse comme une noix.

« Marie Monnet, 30 ans, multipare, bien conformée, et jouissant d'une bonne santé, accouche le 19 février 1863.

La grossesse avait été très-bonne, le travail fut régulier. Perte abondante avant et après la sortie du placenta, suites de couches normales les premiers jours; le 24, la perte se renouvelle, et persiste pendant la plus grande partie de la journée ; le 25, la femme perd encore un peu ; l'exploration de la cavité utérine fait reconnaître l'existence d'une tumeur de la grosseur d'une noix, peu consistante et semblant faire partie de la paroi utérine à laquelle elle adhère. Supposant que l'on a affaire à un cotylédon placentaire resté fixé dans l'utérus, on exerce des tractions qui ne parviennent pas à détacher la tumeur. On porte le diagnostic de tumeur dépendant de la paroi utérine, et on emploie en vain tous les moyens d'usage pour arrêter la perte qui a reparu. La malade, très-faible, passa les jours suivants, dans un état de somnolence continuel, perdant encore par moment un peu de sang, et le 30, elle expirait.

A l'autopsie : Pas de traces d'inflammation du péritoine; utérus de volume normal : On incise cet organe sur la ligne médiane, on trouve une tumeur de la grosseur d'une noix et, tout à côté, une autre qui ne dépasse pas le volume d'une noisette. Ces deux tumeurs font corps avec la paroi utérine, et paraissent formées du même tissu que l'utérus lui-même. La muqueuse utérine ne présente rien de particulier.

L'examen microscopique montre que ces tumeurs sont composées des mêmes éléments que les parois de l'utérus. »

Une malade de sir Barker (1) eut une hémorrhagie dans la nuit du quatrième au cinquième jour après son accouchement. Le médecin de service parvint à maîtriser la perte en comprimant l'utérus, et en tamponnant le vagin. Le lendemain, sir Barker, étonné de cet accident qui était devenu très-rare dans son service, depuis que l'on y pratiquait la délivrance par la méthode d'expression, voulut chercher la cause de l'hémorrhagie ; mais le sang revint en grande quantité, et il dut pratiquer de nouveau le tamponnement. Ce ne fut que le jour suivant que l'on put enlever complètement les tampons, On vit alors un polype qui siégeait dans la cavité du col. Il était pédiculé, et avait la forme et le volume d'une petite figue; après son ablation tout écoulement sanguin cessa.

Dans ces deux cas, les tumeurs étaient d'un volume trop peu considérable pour opposer un obstacle sérieux au retrait de l'utérus, Chez les deux malades, l'hémorrhagie apparut à une époque où les tissus utérins sont en partie oblitérés, et il est probable que le sang provenait des vaisseaux de la muqueuse irritée par la présence du néoplasme. Oldham (2) fait du reste remarquer, à cet égard, que l'on sent dans ces cas l'utérus parfaitement contracté au-dessus des pubis, et de plus que la simple ligature, sans excision du polype, amène la cessation de la perte. Cette remarque permet de localiser avec certitude la source de l'hémorrhagie dans la muqueuse utérine et plus spécialement dans la partie de la muqueuse qui revêt la tumeur.

Déchirures et thrombus. Les déchirures produites par le passage du fœtus s'accompagnent rarement d'hémorrhagie. Cela tient sans doute à ce que les vaisseaux ont été étirés et

(1) Tho puerperal diseases by Fordyce Barker, p. 22.
(2) M. Cazeaux, Traité d'accouch., p. 949,

comme effilés au moment de leur division. Winckel a pourtant signalé un certain nombre d'hémorrhagies qui prove·
naient de cette cause (1). Les déchirures qui causent le plus
souvent les hémorrhagies sont les petites fissures de la muqueuse au pourtour du méat, et les déchirures un peu étendues du périnée ; les ruptures des varices du vagin, soit par
le passage du fœtus, soit par le travail de l'ulcération, donnent
toujours lieu à une perte notable, mais elle ne survient,
d'après Sickel, que 2 fois sur 12,612 accouchements. Klaproth,
Schröder, ont observé des cas semblables, et sir Barker (2)
fut obligé de faire une ligature pour une hémorrhagie provenant d'une déchirure d'une petite lèvre. Ces pertes sont
habituellement peu considérables, mais elles peuvent, dans
certains cas, devenir graves et causer la mort, comme Quesnel (3) en a rapporté un exemple. Le plus souvent l'hémorrhagie se produit immédiatement après l'accouchement, mais
on a pu également observer cet accident quelques jours plus
tard lorsque les eschares se détachent. Les lésions du col
utérin se compliquent plus fréquemment d'hémorrhagie ; les
déchirures de l'orifice externe, lorsqu'elles sont assez étendues
pour intéresser l'artère volumineuse qui entoure le col, peuvent causer des pertes redoutables. Smellie raconte qu'appelé auprès d'une femme qui avait une grande hémorrhagie, il trouva l'orifice de la matrice fort mince et rigide
comme un morceau de parchemin. Tandis qu'il cherchait à
le dilater pour terminer l'accouchement, la femme fit un
mouvement pendant lequel le col se déchira et la main pénétra sans difficulté. L'hémorrhagie diminua et reparut deux
heures après la délivrance et cessa de nouveau ; le lendemain
il y eut une autre perte qui mit l'accouchée en danger de périr
sur-le-champ ; le sang paraissait provenir de la déchirure de

1) Winckel. Loc. cit., p. 49 et 108.
(2) Puerperal diseases by Fardyce Barker, p. 24.
(3) Quesnel. Thèse Paris, 1833, n° 310.

quelques vaisseaux du col de la matrice ; Smellie l'empêcha
de couler en remplissant le vagin avec une éponge imbibée
d'alun (1).

De simples érosions du col ont souvent suffi pour donner
lieu à des hémorrhagies ; Mikschik (2) a vu une hémorrhagie
se produire d'un point épais comme une plume de corbeau
érodé par une ulcération du col. Dans un cas rapporté par
Ecker (3), l'ectasie d'une veine du col amena une perte mortelle. L'état variqueux du col semble du reste prédisposer à
ces accidents.

M'Clintock (4) a signalé des hémorrhagies graves liées à
la déchirure de ces varices. Ces déchirures, qui peuvent se
produire à toutes les époques de l'état puerpéral, constituent
souvent de véritables thrombus du col. Parfois la rupture de
ce thrombus peut donner lieu à une hémorrhagie mortelle,
comme il en rapporte un cas d'après Johnson (obs. s. e. Dublin, 1850.)

La présence d'un thrombus indique à elle seule une hémorrhagie, mais dans les cas où la poche ne communique pas
avec l'extérieur (27 fois sur 50 cas réunis par Winckel),
l'épanchement peut être très-limité. Cet accident est heureusement rare (1 sur 1,600 accouchements ; Winckel), car il
donne souvent lieu à des pertes considérables lorsque le sang
peut librement s'épancher au dehors. Un thrombus peut
même devenir une cause d'hémorrhagie plusieurs jours après
son apparition, lorsque les téguments nécrosés se détachent
et qu'une communication s'établit entre la cavité et l'axe
extérieur (Winckel) (5).

(1) M. Baudelocque. Traité des hémorrhagies utérines, p. 334.
(2) Zeitschr. a ges a wiener Aerzte, 1851, x, p. 478.
(3) Ecker. Monatsschrift für Geburtskunde, viii, p. 2.
(4) M'Clintock. Clinical memoirs on the diseases of women, in
Dublin quarterly Journal, mai 1851, p. 257.
(5) Winckel. Loc. cit., p. 132.

Les hémorrhagies peuvent apparaître à toutes les périodes des suites de couches, mais elles sont plus fréquentes pendant les premiers jours. Sur 86 cas d'hémorrhagie que Collins observa à l'hôpital de Dublin, 43 se déclarent immédiatement après la délivrance, 40 douze heures après, 1 le quatrième jour, 1 le sixième et 1 le dixième jour. Les résultats de Winckel ne diffèrent pas notablement de ceux-ci, mais il a noté un bien plus grand nombre d'hémorrhagies tardives ; Collins n'ayant tenu compte que des cas d'une certaine importance les avait forcément omises, car elles sont peu abondantes.

Voici le moment précis de l'apparition de la perte dans 50 cas observés par Winckel :

9 eurent lieu pendant les 12 premières heures.
3   —   pendant les 3 premiers jours.
2   —   du troisième au huitième jour.
16   —   les huitième et neuvième jours.
26   —   après le neuvième jour.

Ce tableau montre que les hémorrhagies des suites de couches se produisent à des moments d'élection. Fréquentes le premier jour, elles deviennent très-rares jusqu'au septième jour ; et à ce moment elles reparaissent en grand nombre. Ces pertes se divisent donc naturellement par l'époque de leur apparition, en deux groupes, qui diffèrent par leurs symptômes, leur pronostic et leur traitement, autant que par l'époque de leur apparition. Cette division a été admise par tous les auteurs, et à leur exemple nous étudierons séparément :

1° Les hémorrhagies des premiers jours : hémorrhagies primitives.

2° Les hémorrhagies qui surviennent vers le sixième jour : hémorrhagies secondaires.

Toutes ces hémorrhagies ont des symptômes communs, dépendant de l'état des parties maternelles. A cette époque, l'utérus est contractile et capable de se laisser distendre ; les sinus veineux utérins ont encore les dimensions énormes que M. Jacquemier a signalées ; les thrombus obturateurs sont à peine formés, et n'ont pas encore contracté d'adhérences avec l'endothelium. On comprend ainsi que la suspension des contractions utérines, livre un large passage au sang et donne lieu à ces hémorrhagies amples rapides que l'on observe pendant les premiers jours qui suivent l'accouchement. Ces pertes sont presque toujours sous la dépendance de l'inertie utérine ; elles apparaissent avec la suppression des contractions, et cessent par le retour de ces contractions ; de là leur début brusque et leur terminaison plus brusque encore. Le plus souvent le sang s'écoule par la vulve au fur et à mesure de sa sortie des vaisseaux ; mais dans certains cas, l'utérus étant inerte, il s'accumule dans sa cavité, la remplit, la distend sans paraître au dehors : de là une distinction importante au point de vue clinique entre les pertes, suivant que le sang s'écoule au dehors ou reste contenu dans l'intérieur de la matrice. Il est enfin une troisième forme d'hémorrhagie qui apparaît presque toujours immédiatement après la délivrance ou pendant les premières heures qui la suivent, c'est la perte qui provient des déchirures des parties maternelles. Nous passerons donc successivement en revue :

A. L'hémorrhagie des parties externes ;

B. L'hémorrhagie utérine externe ;

C. L'hémorrhagie utérine interne.

L'absence de prodromes est commune à toutes les pertes des suites de couches ; cependant on devra se tenir en garde contre cet accident lorsqu'il y existe quelques-unes des causes étiologiques. Un signe plus important peut se déduire de ce qui s'est passé après les accouchements antérieurs. Chez certaines femmes, les accidents hémorrhagiques se reproduisent régulièrement après chaque accouchement. Telle est la femme citée par Baudelocque, qui avait eu des pertes effrayantes après ses douze premières couches, et faillit périr d'une hémorrhagie interne après son treizième accouchement.

On a signalé également l'élévation de la température et la fréquence du pouls comme signes prodromiques d'une grande valeur : « s'il ne survient pas des frissons et de l'horripilation dix minutes ou un quart d'heure après la délivrance, si la femme conserve de la chaleur à la peau, on peut craindre une hémorrhagie ; mais un signe infaillible, c'est une chaleur âcre à la paume des mains et à la plante des pieds. » (Moreau). M. Charpentier, dans ses leçons cliniques sur les hémorrhagies puerpérales, a signalé la fréquence du pouls comme un signe avant-coureur de la perte.

Le plus souvent cependant, les signes prodromiques font défaut, et l'hémorrhagie apparaît sans qu'on puisse la prévoir.

1° HÉMORRHAGIES PRIIMITIVES. — Toutes les pertes qui se déclarent pendant les premiers jours ont des caractères communs qui tiennent à l'état des parties maternelles immédiatement après l'accouchement.

A. *Hémorrhagies des parties externes.* — Ces hémorrhagies surviennent immédiatement après la sortie du fœtus, ou dans les premières heures qui suivent la délivrance. Elles ne diffèrent point des hémorrhagies chirurgicales ordinaires et réclament le même traitement. Parfois c'est du sang veineux qui s'écoule (Klaproth) (1). Plus fréquemment il provient d'une

(1) Klaproth. Monatsschrift, XIII, p. 1.

artère déchirée (Schröder) (1) ; dans quelques cas il s'échappe par jets saccadés. Le plus souvent la perte n'est pas très-abondante mais persistante, tenace ; si le vaisseau divisé est un peu volumineux, elle ne cesse pas spontanément, produit des symptômes généraux, des syncopes, et peut même causer la mort. Les hémorrhagies qui proviennent d'une lésion des parois vaginales ou d'une déchirure du col, offrent les mêmes caractères ; mais on y observe déjà quelques signes qui se retrouvent dans les pertes utérines. L'écoulement sanguin, habituellement veineux, entraîne quelques caillots qui se sont formés dans le vagin.

L'hémorrhagie par thrombus du vagin ou des grandes lèvres présente des symptômes particuliers que l'on ne retrouve dans aucune autre forme. Elle survient ordinairement immédiatement après le passage du fœtus, mais on peut la voir apparaître deux ou trois jours seulement après l'accouchement.

L'épanchement se fait en général assez vite. Dans un cas de M. Perret, la femme perdit en moins de cinq minutes assez de sang pour être dans un état syncopal grave. Cet accident s'accompagne presque toujours d'une douleur très-vive au point où l'épanchement se produit. M. Perret a signalé également une douleur de reins très-vive et un violent besoin d'aller à la selle ; ce qui s'explique facilement, car le plus souvent la tumeur fait saillie dans le rectum ; ces signes coïncidant avec l'apparition d'une tumeur qui distend les grandes lèvres ou la paroi vaginale, constituent souvent les seuls symptômes du thrombus ; dans ces cas, l'épanchement est limité de toute part par les tissus et constitue une véritable hémorrhagie interne.

Mais pour peu que la quantité de sang soit considérable, les tissus ambiants sont déchirés, et une hémorrhagie externe se produit; d'après Winckel on observe cette rupture sponta-

(1) Schroeder. Monatsschrift, v, p. 451.

née dans la moitié des corps (23 sur 50). Il n'est pas rare, lorsque la communication existe, d'observer une perte extrêmement abondante et parfois la mort de la malade. Schröder a vu des hémorrhagies graves survenir plusieurs jours apres la production de la tumeur, lorsque les parois nécrosées se détachent et que les caillots sont enlevés.

Nous empruntons à Winckel (1) l'observation suivante, intéressante par l'époque éloignée à laquelle le thrombus apparut, et aussi par l'abondance de la perte.

« La femme W., née S..., 27 ans, dont le premier accouchement est noté dans mes observations cliniques, page 258, parmi les éclampsies, accouche au terme normal de sa deuxième grossesse, d'un enfant vivant. Les douleurs durèrent en tout douze heures ; aussitôt que les eaux furent rompues, l'enfant sortit, et presque immédiatement après, le délivre. An dire de la sage-femme, il y aurait eu un fort écoulement de sang. La malade affirme qu'elle n'a pas eu de varices de la vulve. Les jours suivants, elle se trouva très-bien, et nourrissait son enfant.

Le 5 mars, à dix heures et demie du soir, il survient tout à coup, environ 60 heures après la fin du travail, sans efforts, sans besoin d'aller à la selle, en un mot, sans cause apparente d'aucune sorte, une douleur augmentant avec rapidité, dans la grande lèvre droite. Son mari envoya immédiatement chercher un médecin. En sa présence, à minuit, la grande lèvre, fortement distendue, se déchira tout à coup, et il s'échappa des caillots et un fort jet de sang.

J'arrivai vers deux heures et je trouvai la malade très-animée, luttant contre la syncope, le pouls faible, à 80, le deuxième bruit du cœur à peine appréciable à la pointe et dans les gros vaisseaux. Le ventre était mou, non douloureux ; la

(1) Winckel. Loc. cit., p. 141.

Contamin.   5

grande lèvre droite tuméfiée, du volume du poing d'un adulte. Vers la partie moyenne de son bord, entre les deux lèvres, existait une ouverture béante, longue de 3 centimètres sur 1 de largeur, avec des bords lisses. Il en sortait un caillot sanguin ; l'hémorrhagie était arrêtée. Le côté externe de la petite lèvre était violacé, la tuméfaction descendait jusqu'au périnée et s'élevait presque jusqu'à la base du mont de Vénus. Elle ne s'étendait pas jusque dans le petit bassin et se trouvait tout entière au-dehors du pubis. La pression était à peine sentie. La malade se plaignait cependant d'une douleur sourde dans la cuisse droite, de froid aux pieds et aux mains. Dans cette première exploration, je ne trouvai qu'une seule ouverture ; sept jours après, j'en trouvai une seconde à l'endroit où la petite lèvre était fortement tendue et violacée, longue de 2 à 3 centimètres, et dans laquelle le doigt pénétrait facilement. Les deux ouvertures communiquaient ; le pont qui les unissait, large de 2 centimètres, avait un bon aspect.

En outre des applications locales de vessie de glace au début, et plus tard de compresses de camomille, et des injections vaginales, on combattit à l'intérieur l'anémie par un régime fortifiant. La réaction fut faible, et, après la seconde rupture, dont on ne peut préciser sûrement l'époque, l'hématome disparut complètement en deux semaines et demie. Les deux ouvertures sont restées.

Comme le 5 mai, à huit heures du soir, la sage-femme avait lavé et examiné les parties génitales de l'accouchée, qu'elle n'avait vu aucune tuméfaction et que la malade ne ressentait aucune douleur, il est probable que l'hématome a débuté après huit heures du soir.»

B. *Hémorrhagies utérines externes.* — L'écoulement d'une quantité anormale de sang par les parties génitales de la femme, est le symptôme dominant des pertes utérines externes ou apparentes. Le liquide qui s'échappe ainsi est habituellement noirâtre ; mais il peut être rouge vif, artériel. Le plus souvent, il entraîne des caillots plus ou moins volumineux. L'écoulement se fait d'une manière continue, présentant parfois de petites rémissions qui tiennent à la formation d'un caillot dans l'utérus ou dans le vagin, et à l'accumulation momentanée du sang épanché derrière cet obstacle, qui est bientôt entraîné par le courant et donne lieu à ces débacles si fréquentes pendant les hémorrhagies externes. Dans les pertes très-abondantes, la malade peut perdre 12 à 1,500 grammes de sang en quelques minutes. Mais heureusement l'écoulement n'est pas toujours aussi rapide.

Le plus souvent on a simplement une exagération du flux lochial ou une réapparition de cet écoulement. S'il est déjà supprimé, la femme perd quelques grammes de sang, et la perte s'arrête d'elle-même. Souvent même la femme ne s'en aperçoit pas, et les assistants n'en sont prévenus que par l'examen des linges. C'est là l'hémorrhagie faible des anciens auteurs. A un degré plus accusé, la perte dure plus longtemps ou bien l'écoulement sanguin est plus rapide ; puis tout à coup, par suite d'une contraction utérine spontanée ou provoquée par des moyens appropriés, la femme ressent une tranchée utérine, et la perte s'arrête. Cet arrêt est souvent précédé de l'issue d'un flot de sang et de caillots, qui pourrait faire croire à une augmentation de l'hémorrhagie, mais qui provient simplement de l'expulsion par la contraction de l'utérus du sang et des caillots amassés dans l'intérieur de cet organe. Cette perte, hémorrhagie moyenne des auteurs, s'accompagne d'un peu de faiblesse générale qui disparaît promptement.

Dans les hémorrhagies fortes ou graves, la perte peut être très-abondante dès le début, mais elle peut aussi débuter comme dans les formes précédentes ; mais dans ce cas elle ne s'arrête pas spontanément ; les moyens les plus énergiques sont impuissants à provoquer les contractions de l'utérus.

La perte continue et la malade ne tarde pas à éprouver les symptômes d'une déperdition sanguine considérable. Elle ressent de la faiblesse générale et en même temps on observe de l'accélération du pouls, du refroidissement des frissons irréguliers, puis viennent la pâleur des téguments, l'accablement, les bouffées de chaleur, les pandiculations, les bourdonnements d'oreille, les vertiges, les éblouissements, une cécité plus ou moins complète s'accompagnant d'une dilatation de la pupille (1), les nausées, les vomissements, les lipothymies et des syncopes plus ou moins prolongées. A ces signes s'ajoutent quelques symptômes particuliers de la perte utérine, tels sont les douleurs de reins, un frisson spasmodique et un sentiment de tiraillement à l'épigastre quelquefois tout semblable à la faim (Desormeaux). Souvent il survient, dans les derniers moments, des spasmes, des accès d'hystérie, ou des mouvements convulsifs qui avaient déjà été observés et signalés par Hippocrate (2). Enfin, si l'hémorrhagie ne peut pas être arrêtée, les syncopes se répètent, se prolongent, et la mort survient. La mort peut arriver sans être précédée par tout ce cortège de symptômes ou plutôt, les accidents peuvent se précipiter avec une telle rapidité, que l'on n'en saisit que les deux extrêmes, l'écoulement sanguin et la syncope. Ces cas sont heureusement rares, et le plus souvent la marche de l'affection permet d'intervenir et de guérir.

Dans tous les cas d'hémorrhagie externe, le palper abdominal permet de reconnaître l'utérus mou et flasque, quoique de volume normal. Il ne forme plus une tumeur dure et résistante au-dessus du pubis, sa masse se confond avec le reste des viscères abdominaux, et on a quelquefois de la peine à le reconnaître. Lorsque les contractions reparaissent, on sent tout à coup le globe utérin qui se durcit et se reforme sous la main placée à la région hypogastrique. A ce moment, la ma-

(1) Mme Lachapelle. Pratique des accouch., t. III, p. 387.
(2) Hippocrate. Prenotions de Cos, chap. xiv, p. 338.

lade est avertie du retour des contractions par une tranchée douloureuse qui affecte le plus souvent la forme d'un mal de reins subit. En même temps, la perte diminue ou même cesse complètement, et quelquefois cet arrêt est précédé de l'évacuation d'une quantité plus considérable de sang et de caillots, ainsi que nous l'avons déjà vu.

Le sang qui s'écoule s'imbibe en partie dans les linges; mais si l'écoulement est un peu rapide, il se coagule et forme des caillots plus ou moins considérables qui se moulent sur les parties de la femme. Il s'en forme également dans le vagin qui sont expulsés plus tard par les mouvements de la malade.

Plus on s'éloigne de l'accouchement, et plus l'hémorrhagie diffère du tableau que nous venons de tracer. L'écoulement sanguin est moins abondant, moins rapide; on peut le maitriser plus facilement. L'inertie est moins souvent idiopathique, et fréquemment on peut découvrir la cause de cette inertie (réplétion de la vessie, etc.) et faire ainsi cesser l'hémorrhagie. Sous le rapport symptomatologique, les pertes des deuxième et troisième jours constituent comme une sorte de transition entre l'hémorrhagie du premier jour et celle qui n'apparaît que six ou sept jours après l'accouchement, et constitue la véritable hémorrhagie secondaire.

Il est pourtant une forme d'hémorrhagie externe que l'on retrouve à toutes les périodes des suites de couches, et qui présente toujours les mêmes caractères. C'est l'hémorrhagie qui provient d'une altération profonde du sang et dans laquelle le liquide sanguin transsude d'une manière lente mais continue. Il n'est pas rare de l'observer, et les auteurs en ont rapporté plusieurs exemples. C'est de cette forme d'hémorrhagie que succomba, au seizième jour, la malade dont nous avons rapporté plus haut l'observation. Mme Lachapelle (1) en cite un exemple qui survint le 7° jour.

(1) Mme Lachapelle. Pratique des accouch., t. II, p. 377.

« Nous avons vu, dit-elle, périr une femme, sept à huit jours après l'accouchement, d'une abondante perte de sang séreux qui transsudait de toute part de la surface utéro-vaginale, et qui pénétrait par imbibition à travers le tampon le plus serré, la matrice était molle mais non distendue par le sang. »

M. Blot observa un cas semblable. L'hémorrhagie, chez cette malade, débuta immédiatement après la délivrance et emporta la malade 17 heures après. Malgré la rétraction parfaite de l'utérus, un sang fluide et décoloré ne cessa pas un instant de s'écouler par les voies génitales. A l'autopsie, on trouva l'utérus rétracté et tous les sinus utérins ouverts. En ce point, pas plus que dans le reste du système circulatoire, il fut impossible de trouver un caillot.

Dans ces deux cas, malgré la différence de l'époque d'apparition, les symptômes furent identiques. C'est toujours cet écoulement peu abondant, mais ne s'arrêtant plus une fois constitué, d'un sang pâle, séreux, tachant peu le linge, et ne formant dans aucun point les caillots. Ces hémorrhagies se sont produites dans ces deux cas malgré les contractions de l'utérus. Chez la malade de Mme Lachapelle, le sang suintait par la muqueuse vaginale, les tampons les plus serrés étaient imbibés et transpersés en un instant. Tous ces faits, qui dénotent une profonde altération du liquide sanguin, rendent compte à la fois de la gravité du pronostic et de la difficulté du traitement.

Dans ces cas, les caillots ne se forment pas dans les vaisseaux divisés, et le sang suinte par les moindres orifices.

C. *Hémorrhagies utérines internes.* — Dans les hémorrhagies internes, le sang s'accumule dans l'intérieur de la cavité utérine et ne paraît point au dehors. Ces hémorrhagies sont rares. Pour qu'elles se produisent, il faut que le col soit bouché par un caillot, un débris de membrane, ou spasmodiquement contracté, ainsi que Baudelocque en rapporte un exemple (1). Il faut encore que les tissus utérins soient extensibles, et puissent se laisser distendre. Aussi l'hémorrhagie interne est-elle toujours primitive et fréquente surtout pendant le premier jour ou même les premières heures qui suivent la délivrance.

Rarement une hémorrhagie est entièrement interne, le plus souvent il s'écoule un peu de sang par la vulve, ou bien on observe des hémorrhagies internes et externes qui se succèdent à chaque retour des contractions.

On peut également distinguer trois degrés dans les hémorrhagies internes.

A un premier degré, on a simplement la formation d'un caillot dans la cavité utérine. La malade n'éprouve pas de phénomènes généraux, et la présence du caillot se manifeste simplement par quelques tranchées (1). Dans certains cas, on n'observe même pas de tranchées, et l'on n'est averti de son existence qu'au moment où il est expulsé. Fréquemment on observe, au moment de la sortie du caillot, une hémorrhagie externe qui a été provoquée par sa présence, et qui est souvent l'agent le plus puissant de son expulsion. Si l'hémorrhagie est plus forte, on remarque tout à coup la pâleur du visage, l'accélération et la faiblesse du pouls, et la malade accuse un sentiment de faiblesse et de lassitude. Si l'on examine alors l'abdomen, on trouve, à travers ses parois, le globe utérin qui est volumineux, qui s'élève jusqu'à l'ombilic et parfois plus haut encore. Sa consistance, sans être aussi molle que dans l'inertie simple, est cependant moins ferme qu'à l'état de contraction. D'après Leroux, de Dijon (*Traité des pertes du sang*), on percevrait dans ces cas une sorte de fluctuation profonde. Le doigt, porté dans le vagin, permet de reconnaître que l'orifice du col est bouché par un corps étranger ou spasmodiquement contracté. La dilatation

(1) Baudelocque. Hémor. intern., p. 75.
(2) Baudelocque.   id.   p. 188.

du col, l'extraction des caillots et du sang contenus dans la cavité utérine font disparaître ces accidents. D'interne, la perte devient externe et rentre dans les cas précédents.

Lorsqu'on méconnaît la perte latente, lorsqu'on ne lui oppose pas, dès le début, un traitement approprié, elle augmente rapidement, d'autant plus rapidement, que le sang épanché, en distendant les parois de l'utérus, maintient béantes les sinus veineux qui alimentent l'hémorrhagie. Souvent l'accoucheur est entretenu dans une sécurité trompeuse par l'absence des phénomènes généraux et notamment de la syncope, qui apparaissent moins rapidement que dans les hémorrhagies apparentes, peut-être, comme le fait judicieusement observer Baudelocque, la vue du sang qui réveille toujours l'idée d'un danger, frappe l'esprit des malades et hâte l'arrivée de la syncope. Aussi, dans quelques cas, l'épanchement interne peut-il devenir considérable, compromettre l'existence de la malade avant qu'on l'ait soupçonnée, ou du moins que l'on ait rapporté les accidents à leur véritable cause. On peut même n'observer que des phénomènes nerveux, des convulsions ou des crises hystériques, auxquels succède immédiatement la mort. C'est ainsi que succomba une princesse héritière du trône d'Angleterre. Nous transcrivons ici cette observation intéressante telle qu'elle fut publiée à cette époque (1).

« La princesse Charlotte de Galles accoucha d'un enfant mort, au bout de cinquante heures de travail ; elle perdit peu de sang, mais la matrice se contractait irrégulièrement. A neuf heures et demie du soir, il survint une perte qui obligea l'accoucheur à opérer la délivrance, ce qui fut fait avec peu de difficulté. Il ne s'échappa qu'une petite quantité de sang, tant liquide que coagulé. La princesse fut dès lors aussi bien qu'on pouvait le désirer. Elle resta dans cet état jusqu'à mi-

(1) Biblioth. med., octob. 1818, p. 123.

nuit et un quart prenant souvent de la nourriture en petite quantité à la fois. A cette époque, il se manifesta de l'agitation, il y eut de la loquacité, elle se plaignit de maux de cœur et vomit un peu de julep camphré qu'on lui avait fait avaler ; son pouls était ferme et ne s'élevait qu'à cent pulsations par minute. La princesse devint ensuite plus calme. A minuit et demi, elle éprouva de la gêne dans la respiration, et les organes de cette fonction étaient évidemment sous l'empire de spasmes. Elle resta dans cet état jusqu'à deux heures et demie, et elle expira cinq heures et demie après la délivrance. On examina le cadavre avec soin, tous les organes étaient sains, la matrice s'élevait à la hauteur de l'ombilic et contenait une quantité considérable de sang. Sa contraction irrégulière était très-apparente. » Baudelocque, qui rapporte cette observation, fait remarquer que l'on n'avait pas examiné l'état de l'utérus qui aurait indiqué la cause des accidents (1).

Alors même que la perte est arrêtée, la malade ressent les symptômes généraux des pertes sanguines. Elle éprouve de la faiblesse, de l'accablement. Souvent elle reste plusieurs heures froide, et presque sans vie. Plus tard, elle est sujette à une céphalée violente, localisée à la région de la nuque ; à des névralgies, à de la dyspepsie et aux autres accidents qui dépendent de l'anémie. S'il est resté des caillots dans l'utérus, elle éprouve des tranchées. Enfin, si le sang épanché se corrompt, les lochies deviennent fétides, et la femme présente tous les signes d'un empoisonnement putride. Céphalée opiniâtre, fièvre, frissons, chaleur de la peau, l'haleine et les autres excrétions ont une odeur fétide, et si le corps corrompu n'est pas expulsé, la malade peut succomber avec les symptômes de la septicémie.

2° *Hémorrhagies secondaires.*

Nous comprenons, sous cette dénomination, toutes les hé-

(1) Baudelocque. Loc. cit, 120.

morrhagies qui surviennent après les cinq ou six premiers
ours . Cette limite est du reste sujette à de nombreuses variations, et, tandis que certains auteurs les font commencer au quatrième jour, Winckel (1) ne considère, comme hémorrhagies secondaires, que celles qui apparaissent après le premier septénaire.

Ces pertes se distinguent des hémorrhagies primitives,
non-seulement par l'époque de leur apparition, mais aussi
par leur expression symptomatique. Cette distinction a été
signalée, pour la première fois, par M. Hervieux (2). Mais la
description de cet auteur ne nous paraît pas applicable à
tous les cas d'hémorrhagies tardives, et il n'avait en vue que
les pertes qui sont liées à la présence de caillots ou de débris
placentaires dans la cavité utérine. Quoi qu'il en soit, ces hémorrhagies ont des caractères communs qui tiennent à l'état
des parties maternelles à cette époque.

Elles sont toujours externes, car les fibres musculaires de
l'utérus, dont la dégénérescence graisseuse et la résorption
sont commencées, ne se laissent plus distendre au point de
permettre une accumulation notable de sang dans la cavité
utérine. Ces hémorrhagies sont moins brusques, moins rapides, moins amples que celles des premiers jours. Elles ne
sont plus sous la dépendance exclusive de l'inertie. On peut
bien observer à cette époque un relâchement, un défaut de
contraction des parois utérines, mais cette inertie n'est pas
aussi prononcé que les premiers jours, et le plus souvent elle
est sans influence sur la perte. En effet, les sinus utérins ont
beaucoup diminué de volume et leur cuverture, dans la cavité utérine, est obturée par des thrombus qui adhèrent intimement aux parois vasculaires. Le plus souvent le sang
provient des vaisseaux de la muqueuse en voie de régénération (Joulin), soit qu'une fluxion trop considérable pro-

(1) Winckel. Loc. cit., p. 109.
(2) Hervieux. Maladies puerpérales, p. 352.

duise leur déchirure, soit qu'il existe une véritable inflammation. Les hémorrhagies primitives étaient toujours
liées à l'inertie et cessaient par le retour des contractions
utérines. Les hémorrhagies de la période secondaire sont le
plus souvent produites par la présence d'un corps irritant et
sont guéries par l'ablation de cette épine.

Cependant, on peut observer à cette époque des hémorrhagies qui sont encore sous la dépendance de l'inertie ; et
plus fréquemment encore ces accidents proviennent d'une inflammation de l'utérus, s'accompagnant parfois d'ulcérations.

A chacune de ces trois causes étiologiques correspondent
des symptômes différents qui divisent naturellement les hémorrhagies secondaires, au point de vue symptomatologique,
en trois formes distinctes :

A. Hémorrhagie par inertie tardive.

B. Hémorrhagie par fluxion.

C. Hémorrhagie par inflammation.

A. *Hémorrhagie par inertie tardive.* — Cette hémorrhagie
présente les mêmes caractères que les pertes externes des
premiers jours. Le début est brusque, silencieux, l'écoulement sanguin est assez rapide et le retour des contractions
utérines amène la cessation subite de l'accident. Ces symptômes sont moins accusés qu'au début, l'écoulement est
moins rapide, et le plus souvent peu considérable. L'exploration de l'utérus, par le palper abdominal, permet de reconnaître que le corps de l'organe est mou, peu résistant,
mais cette mollesse, ce défaut de consistance, n'est jamais
aussi accusé que dans l'inertie des premiers jours. L'utérus
ne se laisse plus distendre et l'hémorrhagie est toujours externe. C'est à peine si l'on peut trouver dans les auteurs
quelques observations de pertes cachées, passé le dixième
jour. Mme Lachapelle (1), qui en rapporte deux exemples, n'en

(1) Mme Lachapelle. Loc. cit., t. II, p. 400.

avait observé qu'une par elle-même, encore la dilatation de l'utérus provenait-elle de la rétention du sang, sous l'influence d'un tampon.

B. *Hémorrhagie par fluxion.*—La deuxième forme d'hémorrhagie est caractérisée par une perte peu abondante, mais qui dure plusieurs heures et parfois plusieurs jours. L'écoulement sanguin est souvent précédé par des tranchées douloureuses, des lochies fétides et les autres symptômes qui résultent de la présence d'un corps étranger dans l'utérus, mais souvent aussi il débute sans aucun prodrôme. Une fois constituée, la perte persiste fort longtemps, tantôt plus forte, tantôt plus faible, cessant même complètement à de certains moments, pour reparaître•bientôt après. Le sang est généralement veineux, quelquefois il peut être rutilant. Les caillots y sont fréquents, souvent très-volumineux, mais c'est dans la cavité du vagin qu'ils se sont formés. Le palper abdominal fait découvrir le globe utérin, qui est d'un volume normal et qui est le plus souvent dur et bien contracté. Du reste, dans les cas où il n'est pas suffisamment contracté, les contractions que l'on provoque sont impuissantes à amener l'arrêt de la perte.

Si l'on pratique le toucher, on trouve, en général, le col largement ouvert, l'orifice interne laisse facilement passer le doigt qui sent, dans la cavité utérine ou dans celle du col, un caillot, un polype ou un débris placentaire. D'autres fois, la cavité utérine est libre, mais on sent le rectum distendu par des matières qui pressent et irritent l'utérus.

Dans tous ces cas l'ablation du corps étranger, qui paraît jouer le rôle d'une épine, amène la cessation immédiate de l'accident.

Nous empruntons au mémoire de M. Pomiès (1), l'obser-

(1) Pomiès. Mém. cité, page 9.

vation suivante , qui appartient à la forme d'hémorrhagie que nous venons de décrire :

« Une dame de 23 ans, d'un tempéramment sanguin, lymphatique, bien constituée et d'une bonne santé habituelle, eut un avortement à 6 mois et demi de grossesse, le 12 octobre 1859. Cette dame était mère d'un enfant de deux ans e demi, qu'elle avait allaité elle-même. Voici les détails que je recueillis sur la fausse couche et sur ce qui se passa les jours suivants. L'accouchement fut très-prompt ; pendant la demi-heure qui précéda la sortie du fœtus, il y eut une perte de sang qui se reproduisit après la délivrance avec assez d'intensité pour que l'on jugeât utile de prescrire une potion avec l'ergotine. Pendant les huit jours qui suivirent, les choses parurent aller régulièrement. la malade prenait des aliments, et au bout d'une semaine elle descendait de son lit et y remontait sans aucun aide. Seulement la perte de sang n'était pas tarie et de petits caillots tombaient du vagin au moment de l'émission des urines. Pendant la journée du 22 octobre, onzième jour après la couche, une sensation de mal de cœur, attribuée à une mauvaise digestion, fut le premier malaise notable que ressentit la malade. A part un peu de douleur de reins, elle n'éprouvait du reste aucune souffrance. Le lendemain matin, en s'éveillant, la malade trouva les garnitures de son lit tout imprégnées de sang. L'hémorrhagie, qui avait commencé pendant la nuit, continuait avec abondance. Il y avait de la céphalalgie, des défaillances, une grande faiblesse. Le besoin de secours était urgent ; comme on était à une lieue de la ville on fit venir la sage-femme du voisinage. Celle-ci pensant avoir affaire à une hémorrhagie par inertie utérine, donna l'ergot de seigle, fit faire des applications froides sur le ventre et sur les cuisses, etc. Durant toute la journée, la malade demeure étendue horizontalement sur le dos, sans faire le moindre mouvement.... Pendant ce temps elle prit, suivant l'avis de son médecin, quelques cuillerées

de sirop d'ergotine et 30 grammes de sirop de perchlorure de
fer.

Appelé dans la soirée, je la trouvai étendue et immobile
dans son lit, dont les garnitures baignées de sang exhalaient
une odeur fétide. La face était pâle, les muqueuses étaient
décolorées La malade, très-affaiblie, n'éprouvait d'autre douleur qu'un peu de céphalalgie. Les garnitures du lit ayant été
changées, je reconnus, après une heure d'attente, que la
perte de sang continuait, bien que j'eusse administré 1 gr.
5 décigrammes de poudre d'ergot de seigle. Les bâillements,
les maux de cœur devenaient plus fréquents, le pouls s'affaiblissait, je pris le parti d'examiner, par le toucher vaginal,
quel était l'état de l'utérus ; j'avais déjà constaté que cet organe n'était pas distendu par le sang, car on le sentait à peine
au-dessus du pubis, en déprimant les parois abdominales.

Le vagin était rempli de caillots noirâtres, accumulés sans
doute depuis la matinée. J'en enlevai 500 grammes environ
et parvins ainsi sur le col utérin que je trouvais volumineux
et entr'ouvert. Dans l'orifice je sentis un corps arrondi à surface lisse, d'une consistance ferme et élastique et dont le volume était celle d'une petite noix. D'après le récit qui m'avait
été fait, je ne pouvais pas admettre que ce fût un fragment
de placenta, la délivrance avait eu lieu spontanément et l'ar-
rière-faix avait été trouvé intact. Je crus que c'était une concrétion fibrineuse peu adhérente, reste d'un caillot demeuré
dans l'utérus après la fausse couche. J'espérai que la pression de l'index suffirait pour le détacher. Il n'en fut rien, et
je me vis forcé d'introduire quatre doigts de la main droite
pour saisir entre l'index et le médius cette sorte de polype.
Je parvins à en faire l'extraction, en le disséquant en partie
avec l'extrémité de l'indicateur et en lui imprimant un mouvement de torsion..... Introduisant de nouveau la main et
faisant pénétrer plus profondément l'indicateur de la main
droite dans l'utérus, dont j'explore ainsi toute la cavité, je

constatai sur le côté droit, près de l'angle supérieur, l'existence de deux petites saillies demi-sphériques, que je ne pus détacher. D'après la rugosité de la surface, je jugeai que c'était dans le champ de l'insertion placentaire que se trouvaient ces deux petites tumeurs. C'était aussi du même côté et au-dessus de ce point qu'était implantée la concrétion polypeuse dont j'avais fait l'extraction....

L'écoulement de sang cessa immédiatement après l'opération ; une heure après, la malade prit quelques cuillerées de bouillon froid, et vers la fin de la nuit elle s'endormit.

Le lendemain le pouls s'était relevé .....le soir, la malade put se soulever, et elle commença à se.lever le quatorzième jour.

Le retour de couches eut lieu le 7 décembre, cinquante-cinq jours après l'accouchement, et quarante-trois jours après l'hémorrhagie. Il ne donna lieu a aucun malaise. Le sang était pâle, en petite quantité; l'écoulement dura quatre jours. »

Chez cette malade, la présence d'un caillot fibrineux détermina pendant huit jours une persistance des lochies sanglantes, et le onzième jour une perte abondante, mais moins abondante néanmoins que les hémorrhagies liées à l'inertie utérine, qui ne pourraient pas durer vingt-quatre heures sans compromettre sérieusement la vie de la malade. Mais, dans certains cas, la marche est beaucoup plus lente ; on observe une série d'hémorrhagies qui persistent parfois fort longtemps, avec des moments de répit plus ou moins longs. Ces caractères se révèlent à un haut degré dans une observation à laquelle M. le professeur Bouchacourt fait fréquemment allusion dans ses cours.

Chez une malade de sa clientèle, il survint quelques jours après l'accouchement un écoulement sanguin, peu considérable. On parvenait assez facilement à se rendre maître de la perte, mais elle revenait sans cesse. L'examen le plus minutieux ne décelait rien d'anormal. Ces pertes répétées et presque

continuelles durèrent près de six mois et affaiblirent prodi-
gieusement la malade qui succomba pendant une dernière
hémorrhagie. Dans le sang rendu au dernier moment, on
trouva un caillot fibrineux très-ancien et dont la forme conique
semblait indiquer qu'il s'était formé dans l'orifice évasé de
la trompe d'un utérus bicorne.

C. *Hémorrhagies par inflammations.* — La troisième forme
d'hémorrhagies secondaires participe un peu aux caractères
des métrorrhagies ordinaires, et elles forment comme la transition entre les hémorrhagies puerpérales et les pertes que l'on
observe hors de l'état de grossesse.

L'époque de leur début est variable, on peut les rencontrer
au bout de cinq ou six jours, mais le plus souvent, elles apparaissent beaucoup plus tard. Lorsque la femme a déjà repris
ses occupations, surtout lorsqu'elle se livre à un travail trop
pénible ou à des excès, souvent même sans aucune imprudence
de sa part, elle est prise subitement d'une hémorrhagie assez
forte qui s'accompagne de douleurs de reins et d'un sentiment
de pesanteur, à l'hypogastre. Le repos, quelques moyens hygiéniques amènent rapidement la cessation de la perte, mais
il reste un écoulement muco-purulent, et lorsque la malade
se croit guérie, lorsqu'elle marche, lorsqu'elle reprend ses
occupations, les accidents reparaissent. Si l'on explore alors
le globe utérin, on sent, à la région épigastrique, une tumeur
généralement plus volumineuse que ne le comporte l'époque
des suites de couches; la pression sur ce point réveille de la
douleur, et d'après M. Bennet, la région ovarienne droite
serait également sensible à la pression, sans qu'il soit possible de donner une explication satisfaisante de ce phénomène.
Le col utérin est plus gros et plus mou qu'il ne devrait l'être
au moment où on l'examine, il est recouvert de muco-pus, et
au-dessous on observe souvent des ulcérations superficielles
qui peuvent siéger sur l'une ou sur l'autre des lèvres, ou

vers les commissures. Dans ces cas, l'hémorrhagie est liée à la métrite, et son expression symptomatique diffère peu de celle des métrites du col avec ulcération. On constate en même temps les autres signes de l'inflammation de l'utérus. Pourtant la réaction fébrile est l'exception et la maladie revêt d'emblée les caractères de la forme chronique.

Il est facile d'observer ces hémorrhagies qui proviennent de cette cause, et qui revêtent cette forme. C'est avec ces symptômes que se présentent, dans les hôpitaux, presque toutes les femmes qui, ayant repris leurs occupations trop tôt après l'accouchement, ont des pertes abondantes quelques jours après leur sortie des maternités.

«Amélie B. 22 ans dévideuse; cette malade est régulièrement réglée depuis l'âge de 18 ans : Grossesse normale ; accouche à la Charité, il y a treize jours, sans complications quoiqu'elle soit primipare. Les couches ont été normales , et le huitième jour elle demanda son exéat de la maternité. Forcée de reprendre immédiatement ses occupations, elle éprouve un sentiment de pesanteur dans le bas-ventre, quelques maux de reins ; et cinq jours après sa sortie de la maternité (treize jours après l'accouchement), une perte très-abondante l'oblige à entrer à l'hôtel-Dieu de Lyon, où elle est couchée dans la salle Saint-Roch.

L'écoulement de sang, qui était très abondant au moment de l'arrivée de la malade (elle était venue à pieds), diminua par le seul effet du repos et de la situation horizontale : Le lendemain il avait presque entièrement cessé. Le col est gros et ramolli, le doigt ne sent pas de corps étranger dans la cavité du col ni dans celle de l'utérus ; le toucher est un peu douloureux et l'utérus paraît même un peu sensible. La maade eut encore deux petites hémorrhagies sans importance les jours suivants, et se sentant mieux, elle exigea sa sortie après un séjour de six jours seulement.

Nous avons revu deux fois cette malade dans les hôpitaux.

Contamin.   6

L'examen au spéculum que l'on put pratiquer lors de son deuxième séjour, démontra l'existence d'une large ulcération superficielle de la lèvre postérieure du col. L'organe dans son ensemble était du reste volumineux, mou et comme tomenteux à sa surface. »

Chez cette malade, le travail de réparation de l'utérus a été arrêté dans son évolution par des fatigues trop précoces : la congestion normale, pendant les suites de couches, constituait un terrain tout préparé pour une inflammation, et la métrite fut constituée.

<h3 style="text-align:center">DIAGNOSTIC.</h3>

Le diagnostic ne doit pas seulement avoir pour but d'empêcher de confondre une hémorrhagie puerpérale avec une autre affection, mais aussi de différencier ces hémorrhagies d'après le siége exact dont elles proviennent, et la cause qui les produit.

Les hémorrhagies externes ne peuvent être confondues avec aucune autre affection, et la seule question que l'on puisse se poser à leur égard, est celle du siége exact de l'écouleme n sanguin. On s'inspirera dans ce cas de la fréquence beaucoup plus grande des pertes utérines, de la nature du sang habituellement veineux dans les pertes utérines, et quelquefois rutilant s'il provient d'une déchirure. Le mode d'écoulement ne diffère pas moins, dans les déchirures de l'orifice vulvaire, il peut s'échapper par jet saccadé, il s'écoule toujours en nappe lorsqu'il provient de l'utérus, les caillots sont rares dans le premiers cas, fréquents dans le second. L'état de l'utérus qui est mou, inerte dans les hémorrhagies utérines des premiers jours, est contracté dans les cas de pertes par déchirure, et l'examen direct des parties achevera de fixer le diagnostic.

Le diagnostic de la perte interne est plus complexe.

Le développement brusque de l'utérus, coïncidant avec les symptômes d'une déperdition sanguine considérable, suffit bien pour faire reconnaître cet accident; mais d'autres états peuvent être confondus avec une hémorrhagie cachée. Il n'est pas rare d'observer chez les nouvelles accouchées des lipothymies, des syncopes, sans qu'il y ait épanchement de sang dans l'utérus; dans ce cas, le diagnostic sera établi d'après le volume de l'utérus qui est normal s'il n'y a pas d'hémorrhagie, toujours plus considérable dans le cas de perte cachée.

Dans les cas d'hémorrhagie avec déchirures de l'utérus, établissant une commmnication entre les cavités utérines et abdominales, le sang s'épanche dans la péritoine, une perte interne existe, et cependant le volume de l'utérus n'est pas augmenté. La douleur vive qui accompagne presque toujours les déchirures de la matrice, et les signes généraux de l'hémorrhagie, pourront permettre de soupçonner cet accident, dont le diagnostic précis n'a malheureusement d'importance qu'au point de vue du pronostic.

Le météorisme de l'abdomen, la présence d'un second enfant ou d'un placenta volumineux dans la matrice, pourraient en imposer pour la distension de l'utérus par du sang. La percussion dans le premier cas, le palper abdominal, et surtout le toucher vaginal, mettront à l'abri d'une erreur, et permettront d'établir le diagnostic avec sûreté. La distension de la vessie par de l'urine, est d'un diagnostic plus difficile, car la matrice se laisse élever grâce à l'extensibilité du vagin. Dans un cas de ce genre que Mme Lachapelle (1) observa, le fond de l'utérus s'élevait à plusieurs travers de doigts au-dessus de l'ombilic. Les assistants avaient conçu de vives inquiétudes qu'elle dissipa par l'application de la sonde; la proéminence de la vessie lui avait permis de reconnaître l'accident au premier abord. Une erreur est d'autant plus facile, dans ces cas,

(1) Mme Lachapelle. Loc. cit., t. ii. p. 386.

que la femme urine souvent par regorgement, et que l'on est loin de se douter de la distension de la vessie. La présence d'une tumeur regulièrement arrondie au-dessus des pubis et surtout le toucher vaginal permettront de rapporter le phénomène à sa véritable cause,

C'est encore à l'aide du toucher que l'on arrivera à reconnaître la cause précise de l'hémorrhagie.

PRONOSTIC.

D'une manière générale, les hémorrhagies sont d'autant plus graves qu'elles se produisent à une époque plus rapprochée de l'accouchement. Les pertes qui accompagnent la délivrance peuvent amener la mort en quelques instants ; celles des jours suivants sont déjà moins rapides, plus faciles à maîtriser, et les hémorrhagies secondaires ne sont redoutables le plus souvent que par leur durée, leur réapparition incessante, qui finissent par épuiser les forces de la malade.

Le pronostic varie du reste d'après la quantité du sang perdu, d'après la qualité, la rapidité de son écoulement, la forme et la cause de l'hémorrhagie.

La quantité du sang perdu, a moins d'importance qu'on pourrait le supposer ; il est des femmes qui supportent très-bien la perte de 12 à 1,500 gr. de sang, et d'autres qui sont épuisées par l'issue de 2 ou 300 grammes de liquide sanguin. Velpeau a observé une femme qui succomba à une hémorrhagie sans avoir perdu plus de 300 grammes de sang.

La qualité du sang donne des renseignements plus précis.

Les hémorrhagies artérielles sont plus dangereuses que les hémorrhagies veineuses, soit que la perte du sang rutilant soit plus grave pour l'organisme que celle d'un sang impropre à la nutrition, soit que l'hémorrhagie artérielle provoque une diminution de la pression sanguine du système aortique qui peut favoriser la production des phénomènes généraux.

L'issue d'un sang pâle, séreux, fluide, ne formant de caillot nulle part sera un signe plus grave encore, car il dénotera la présence d'une de ces hémorrhagies à forme hémophylique qu'on maîtrise rarement.

La rapidité de l'écoulement devra être prise en considération. Une malade peut être épuisée par la soustraction brusque d'une certaine quantité de sang, dont elle se serait à peine aperçue si l'écoulement en avait été moins rapide.

Il faudra également tenir compte de la cause de l'hémorrhagie, car il en est auxquelles on peut remédier facilement, (replétion de la vessie, etc.) et que l'on peut faire cesser subitement, tandis qu'il en est d'autres devant lesquels on est presque désarmé. C'est pour cela que le pronostic est toujours · grave dans l'inertie, et surtout dans l'inertie localisée. Ce n'est point seulement parce qu'elles peuvent passer inaperçues que les hémorrhagies internes sont plus redoutables que les pertes externes, mais surtout parce que l'utérus qui a été distendu par le sang, a plus de peine à revenir sur lui-même, à se contracter. Quelquefois cependant il arrive que la présence du sang, ou des caillots dans l'utérus provoque ses contractions, l'hémorrhagie devient son propre remède ; à ce moment, la malade éprouve une douleur de reins, une tranchée qui annonce le retour des contractions et la fin de la perte. Cette douleur de reins constitue donc un signe pronostique favorable d'une grande importance (M. Bouchacourt.) Il en est de même de l'issue brusque d'un flot de sang liquide ou à l'état de caillot, mais ce signe ne coïncide pas avec des tranchées utérines ; il est l'indice d'une augmentation de la perte qui entraîne les caillots déjà formés, et il dénote ainsi un danger imminent.

Parmi les symptômes généraux, il faudra tenir compte de l'état du pouls, de la tendance à la syncope et de la durée des syncopes. Mme Lachapelle a signalé la dilatation des pupilles comme signe pronostique grave, et Hippocrate nous a fait connaître la signification des phénomènes nerveux dans son aphorisme : « pendant une grande hémorrhagie le hoquet ou des spasmes, c'est mauvais.» Alors même que l'hémorrhagie est arrêtée, le pronostic devra être réservé. Les auteurs ont tous signalé cette tendance à la récidive que présentent les hémorrhagies et que l'on peut expliquer par un réveil de la cause première ou par la présence de caillots restés dans l'utérus à la suite du premier écoulement sanguin. De plus, la putréfaction du sang épanché expose la femme aux dangers d'un empoisonnement putride, qui se produira d'autant mieux qu'elle est plus faible et plus apte, par conséquent, à subir les influences miasmatiques qui l'entourent.

TRAITEMENT.

Le traitement des hémorrhagies puerpérales se divise en traitement préventif et traitement curatif.

Traitement préventif. Le traitement préventif se compose des prescriptions hygiéniques qui sont applicables à tous les accouchements, mais dont l'observation rigoureuse est indispensable lorsqu'on peut prévoir une hémorrhagie.

Dans ces cas on surveillera avec soin l'accouchement, si le travail marche trop lentement, on s'efforcera de l'activer afin que les propriétés contractiles de l'utérus ne soient pas épuisées au moment de la délivrance. C'est dans ce but que sir Richard Lee conseillait et pratiquait la déchirure prématurée des membranes. Si le travail marchait trop vite, on devrait au contraire retarder l'accouchement autant qu'on le pourrait, et si on ne pouvait pas l'empêcher, laisser le placenta dans l'utérus jusqu'à ce que la nature le décolle (Mme Lachapelle) (1). Dans aucun cas on n'exercera de tractions trop fortes sur le placenta de peur de le déchirer, et d'en laisser des fragments dans l'utérus. On fera la délivrance par la méthode d'expression (Méthode de Crédé), qui a l'avantage de chasser en même temps les caillots et de provoquer les contractions utérines par les malaxations que l'on exerce sur cet organe. C'est à l'emploi de ce moyen que sir Barker (2) attribue le petit nombre des hémorrhagies chez ses nouvelles accouchées, et l'on suivra cet exemple toutes les fois qu'on le pourra.

Dans tous les cas, aussitôt après la délivrance, on s'efforcera de faire contracter l'utérus. On emploiera pour cela les frictions, la refrigération, et même la succion du mamelon par l'enfant (Rigby, Ingleby). Après avoir obtenu la contraction de l'utérus, on enlèvera avec soin tous les caillots qui peuvent se trouver dans le vagin; on pourra même, d'après le précepte de Celse, porter un doigt jusque dans la matrice, et vider sa cavité des caillots et des débris qui s'y trouvent.

On remédiera au défaut de tonicité des parois abdominales par un bandage de corps médiocrement serré (serviette alsacienne), et l'on prendra les précautions nécessaires pour que les femmes soient mises au sec, sans être obligées de faire des mouvements.

On devra déconseiller l'allaitement lorsqu'une expérience antérieure est venue prouver qu'il occasionnait des métrorrhagies. Si la mère tient absolument à nourrir, il faudra commencer avec prudence en nourrissant l'enfant en partie avec le biberon et en partie seulement avec le lait maternel; dans ces cas, ce n'est que progressivement que l'on arrivera à l'allaitement complet par la mère.

Dès que la délivrance sera terminée, on devra administrer le seigle ergoté *préventif*. C'est spécialement dans les cas

(1) Mme Lachapelle. Pratique des accouchements, t. III, p. 395.
(2) The puerperal diseases by Fordy et Barker, p. 15.

d'implantation vicieuse du placenta sur le col qu'il faudra recourir au seigle ergoté, car son action s'exerce sur les fibres du col qui se contractent difficilement sans cela. On a conseillé d'administrer le médicament, dès que la tête est sur le point de franchir la vulve. Cette méthode nous semble dangereuse, car le col se contracte parfois avec force sous l'influence du médicament, emprisonne le placenta, et suivant l'expression de M. Pajot, on s'est fermé la porte pour la délivrance. C'est seulement après la sortie des annexes que l'on devra faire prendre le seigle à la malade. Dans tous les cas, on donnera la préférence au seigle en nature et récemment pulvérisé (1 à 2 gr. par prises de 0,50, à prendre toutes les 20 minutes). (Bouchacourt.) La femme gardera un repos absolu ; on ne lui permettra de se lever qu'après 2 ou 3 septénaires ; mais on n'ira pas jusqu'à lui imposer le décubitus dorsal, qui engendre si vite la fatigue et est une cause continuelle d'impatiences (Stoltz) (1). La femme pourra se tenir couchée alternativement sur l'un et l'autre côté, mais elle ne fera aucun effort musculaire, aucun mouvement brusque. La température de la chambre ne sera pas trop élevée, on évitera de surcharger la malade de couvertures, et ce n'est qu'avec réserve que l'on emploiera les cataplasmes sur le ventre et les autres émollients.

L'alimentation sera légère : bouillon, potages, et basée sur l'état et la constitution de la malade. Les aliments et les boissons ne seront pas trop chauds, et on s'abstiendra des excitants, café, liqueurs, au moins pendant les premiers jours. On ne s'abstiendra pas moins des excitations intellectuelles (lectures, conversations) qui peuvent avoir un retentissement sur l'appareil sexuel de la femme.

A Rome, à la naissance d'un enfant, on suspendait des

(1) Stoltz. Dict. de med. et de chirur. prat. Art. accouchement.

couronnes à la porte de la maison (1), non-seulement en signe d'allégresse, mais pour indiquer aux visiteurs importuns et même aux passants que cette demeure devait être respectée et qu'il ne fallait faire en ce lieu aucun bruit capable d'effrayer la malade (Gardien). D'après le même auteur, à Harlem, au commencement de ce siècle, les créanciers et les agents de la justice n'avaient pas le droit de pénétrer dans une maison où se trouvait une femme récemment accouchée ! On s'efforcera d'imiter une conduite aussi sage et d'éloigner de la malade toute cause d'émotion, d'ennui ou de peine morale ; on ne lui apprendra qu'avec ménagement, ou même on lui dissimulera pendant les premiers jours les nouvelles qui pourraient l'impressionner trop vivement (difformités, accidents, mort de son enfant, etc.). Les quatres ou cinq premiers jours se passeront dans le repos d'esprit le plus complet, et ce n'est qu'après le premier septénaire que la femme pourra reprendre ses habitudes sociales.

Pendant toute cette période, le médecin surveillera avec soin le travail de réparation que subit l'utérus. Il préviendra la distension de la vessie ou du rectum, débarrassera l'utérus, soit à l'aide de la main, soit par des lavages des petits caillots qui peuvent être contenus dans sa cavité, et cherchera avec soin la cause du moindre écoulement anormal de sang ; mettant ainsi en pratique ce précepte de Marion Sims : « Il ne faut pas laisser l'utérus perdre du sang sans lui en demander la cause. »

Traitement curatif. Si une hémorrhagie se déclare malgré ces précautions, il faudra tout d'abord rechercher avec soin le siége exact et la cause de cette perte. Si le sang provient des parties extérieures, on procédera à la torsion ou à la liga-

---

(1) C'est sans doute à cet usage que Juvénal fait allusion dans ces vers :

Floribus suspende coronas.

Jam pater es.   Juv. *Sat.* IX.

ture des vaisseaux divisés (Schröder, Barker); si le sang s'échappe d'une veine variqueuse ulcérée, on aura recours au tamponnement avec des bourdonnets de charpie secs ou légèrement imbibés d'une solution hémostatique. On exercera une compression légère sur les parties à l'aide d'un bandage, et si la solution de continuité siége dans le conduit vaginal, on pratiquera le tamponnement soit avec de la charpie, soit avec une grosse éponge imbibée de vinaigre (Nægele).

On agirait de même dans les cas de thrombus des grandes lèvres communiquant avec l'extérieur (Legouais) (1). Si la poche hématique est close de toutes parts, on se gardera bien de l'ouvrir, on confiera à la nature le soin de résorber le sang épanché, en se contentant par une douce compression d'empêcher la tumeur de s'accroître. C'est encore à l'aide des mêmes moyens que l'on s'opposerait à une hémorrhagie provenant d'une déchirure du col. On porterait entre les lèvres de la plaie un tampon imbibé de perchlorure de fer. Au besoin, on tamponnerait le vagin en ayant soin d'éviter par des moyens appropriés les contractions utérines.

Les hémorrhagies qui proviennent de l'utérus reconnaissent des causes trop différentes pour qu'un traitement unique leur soit applicable. Les moyens à employer varient surtout d'après l'époque de l'apparition de la perte, et nous retrouvons ici la division que nous avons admise au point de vue des symptômes, en hémorrhagies primitives et hémorrhagies secondaires.

Les premières reconnaissent pour cause unique l'inertie de l'utérus et en réclament le traitement.

Les indications de ce traitement ont été très-nettement posées par M. Jacquemier (2), que nous suivrons dans cet exposé :

(1) Legouais. Dict. des scienc. médicales. Art. Thrombus.

(2) Jacquemier. Manuel d'ac. et des mal. des femmes grosses, etc. t. II, 540.

1° Débarrasser la cavité de l'utérus du sang et des caillots.

2° Provoquer les contractions de la matrice.

3° Empêcher l'afflux du sang vers l'utérus.

4° S'opposer à son extravasation.

1° *Débarrasser la cavité utérine.* « Dans les hémorrhagies par inertie utérine, lorsqu'un caillot se forme, il faut, dit Mme Boivin (1), introduire la main et l'y laisser pendant quelque temps. »

Sans nier l'utilité de cette pratique, nous pensons que, dans la plupart des cas, des pressions méthodiques sur le fond de l'utérus suffiront pour en expulser les caillots. Ce n'est qu'après avoir essayé ce moyen que l'on aura recours à l'introduction de la main. Cette introduction n'offre pas de difficultés après l'accouchement, le passage du fœtus a largement dilaté le conduit vaginal, et la main de l'accoucheur pénètre sans rencontrer d'obstacles jusqu'au col utérin. L'orifice du col, le plus souvent largement ouvert, est quelquefois spasmodiquement contracté (2), mais on parvient facilement à le dilater lorsque les contractions ne proviennent pas de l'administration antérieure du seigle ergoté.

Une fois parvenu dans la cavité utérine, l'accoucheur en retirera les caillots et les débris d'annexes qui peuvent s'opposer au retrait de l'utérus.

Il enlèvera en même temps les caillots qui se trouvent dans le vagin, en rapport immédiat avec le col. Le plus souvent la matrice revient immédiatement sur elle-même dès que la cavité est vide, et la malade, qui était parfois dans un état syncopal inquiétant, reprend des forces et se ranime. Peut-être la congestion péri-utérine que provoquait la présence des caillots se dissippe-t-elle dès qu'ils n'y sont plus, ce qui rend plus active la circulation du cerveau.

(1) Mme Boivin. Memorial de l'art des accouchements, p. 366.

(2) Baudelocque. Traité des hémorrhagies internes, p. 75.

Pour la plupart des accoucheurs, le précepte de débarrasser l'utérus des caillots qui sont contenus dans sa cavité, ne souffre pas d'exception. « Car c'est une erreur, dit Burns (1), de supposer que la présence des caillots fermera l'orifice des vaisseaux ou fera contracter l'utérus. » Il est cependant des cas dans lesquels les caillots semblent opposer une barrière à l'écoulement du sang. Chez une malade de sa clientèle, M. le professeur Bouchacourt débarrassa par trois fois l'utérus des caillots qui y étaient contenus. Chaque fois l'épanchement se reproduisait et les caillots se reformaient dans la cavité utérine. La malade s'affaiblissait, la syncope était imminente Comme le volume de l'utérus n'était pas très-considérable et qu'il ne semblait pas s'accroître, ce qui permettait de supposer que l'hémorrhagie était suspendue, on laissa les caillots dans l'utérus. La perte ne reparut pas et le lendemain les caillots furent expulsés spontanément.

Dans ce cas, les caillots ont vraiment joué le rôle d'obstacles à l'écoulement du sang, et l'on peut se demander ce qu'il serait arrivé si l'on se fût acharné à vider la cavité utérine. Ce n'est que dans les cas exceptionnels qu'il faudra suivre cet exemple. Toutefois, on sera autorisé à temporiser, lorsque l'hémorrhagie paraîtra arrêtée, et surtout lorsque la consistance de l'utérus indiquera le retour des contractions dans cet organe.

Après l'extraction des caillots, il serait utile de faire des injections vaginales, ou même intra-utérines, avec de l'eau ou une infusion de camomille (2). Ces lavages ont l'avantage de débarrasser complètement les cavités vaginale et utérine des petits caillots et même du sang épanché, qui ont forcément été en contact avec l'air extérieur au moment de l'introduction de la main et ne tarderaient pas à se corrompre.

Ces injections seraient indispensables si les lochies de-

(1) Burns. Principes of midwifery, p. 544.
(2) M. Pomies. Mémoire cité, p. 39.

venaient épaisses, fétides et dénotaient ainsi la présence de caillots en putréfaction dans la cavité utérine.

Les solutions détersives et désinfectantes trouveraient ici leur emploi ; parmi les premières, on pourrait avoir recours aux décoctions aromatiques d'absinthe, d'armoise (Guillemeau), de sauge, de lavande, de romarin ; l'eau de goudron peut également rendre des services. Les désinfectants qui ont été employés avec le plus de succès sont l'eau alcolisée ou iodée, l'hypochlorate de soude ou de potasse, l'acide phérique au cinq-centième, le nitrate de plomb au centième, l'hyposulfite de soude, employé par Stoltz (1). Eisenmenger (2) a obtenu de bons effets de la poudre de charbon, en suspension dans de l'eau ; le bismuth, le quinquina, pourraient bien lui être utilement associés (3).

Il faudra s'abstenir de toutes substances dont l'absorption par les capillaires utérins et la présence dans le sang, pourraient devenir dangereuses pour la malade. « Car l'utérus, dit Alphonse Leroy (4), absorbe tous les liquides qu'on lui injecte ; j'ai observé, ajoute cet auteur, qu'avec rapidité, toute l'odeur des liquides injectés revenait par la bouche ; d'autres fois, les liqueurs spiritueuses, même à très-petites doses, ont porté au cerveau le sentiment de l'ivresse. » Les injections doivent être tièdes de 20 à 25° (5), il faudra se servir, pour les faire arriver dans l'utérus, d'une sonde à double courant, à laquelle on imprimera de petits mouvements pour bien laver toute la paroi utérine (6) et il ne faudra pas pousser l'injection avec trop de force de peur de distendre l'organe.

(1) Saugier. Th. Strasbourg, 1835, n° 31.

(2) Bull. génér. de Thérapeut., 1853, p. 382.

(3) Fontaine. Etude snr les inject. utérines après l'accouch. Th. Paris, 1869.

(4) Alp. Leroy. Traité des pertes de sang, p. 106.

(5) Lebert. Thèse de Strasbourg, 1861.

(6) Fontaine. Loc. cit., p. 29.

Forcer l'utérus à se contracter. — Après l'extraction des caillots, si l'utérus reste dans l'inertie, on fera immédiatement coucher la malade sur le dos, dans une position aussi horizontale que possible et on lui recommandera la plus stricte tranquillité de corps et d'esprit. Puis on exercera, avec une main, des frictions vigoureuses sur le fond de l'utérus (Schröder). Si l'état des parois abdominales le permet, on pourra le pétrir et le saisir entre les deux mains (Nægele), ou encore le comprimer contre la colonne vertébrale (Deneux), contre une des fosses iliaques (Hubbard) (1), et plus spécialement celle du côté droit (Stoltz). Fassbender (2) a conseillé de l'étreindre entre les deux mains, dont l'une placée dans le cul-de-sac postérieur du vagin, embrasse le col, tandis que l'autre comprime le fond à travers les parois de l'abdomen. Dans les cas un peu graves, il faudra introduire la main dans la matrice. « C'est là le meilleur et le plus puissant moyen pour faire contracter l'utérus et arrêter l'hémorrhagie. Avec la pulpe des doigts on agace la face interne de l'organe, tandis qu'avec l'autre main placée sur l'abdomen, on maintient et on stimule la matrice à l'extérieur. On ne retire la main que lorsque les contractions utérines la chassent avec les caillots qu'elle entraîne. » (Desormeaux) (3).

Cette pratique est aujourd'hui employée par tous les accoucheurs. « Mais il est cependant des cas, rares à la vérité, où ce moyen est tout à fait insuffisant, sinon pour donner lieu au resserrement de l'utérus, au moins pour rendre ce resserrement continu, permanent, de manière à prévenir le retour de l'inertie et par conséquent de l'hémorrhagie » (Baudelocque) (4). Différents moyens ont été proposés pour parer à ces accidents, tous ont donné de bons résultats entre les mains des

(1) Hubbard. Amer. J. of med. sc., avril 1871, p 379.
(2) Fassbender. Berliner beitr. z. geb. u. gun., vol. 1, cab. 1, p. 48.
(3) Désormeaux. Dict. de med., 30 avril, t. xix, p. 677.
(4) Baudelocque. Loc. cit., 413.

praticiens qui les ont proposés, et on pourra les employer à l'occasion au moins comme adjuvants des excitations directes.

Nous étudierons successivement l'action du froid et des réfrigérants ; des irritants chimiques placés dans la cavité utérine, du tamponnement, de l'électricité, des injections liquides et enfin du seigle ergoté.

Le froid a été préconisé dès la plus haute antiquité. Aétius, Avicenne faisaient placer des compresses vinaigrées sur la région hypogastrique et sur le haut des cuisses. Rhazès et Valescus (de Tarente) ont conseillé des demi-bains froids et même des bains entiers également froids. Ces moyens, encore en usage du temps de Leroy, ne sont point sans dangers. On se contentera de placer sur la région hypogastrique des compresses mouillées (Béhier), on évitera « d'inonder le lit de la malade, afin de pouvoir en un instant substituer la chaleur au froid et surtout supprimer toute humidité » (M^mo Lachapelle) (1). De nos jours on a employé avec succès la réfrigération produite par l'évaporation de liquides volatils. L'éther, versé goutte à goutte sur le bas-ventre (Schröder), ou pulvérisé à l'aide de l'appareil Richardson, Broabdent (1), Hicks (2), est d'un emploi sûr et facile. Dans tous ces cas, on obtient le resserrement de l'utérus, à l'aide des contractions réflexes que provoque l'impression brusque du froid sur les téguments. D'autres fois, on fait agir le corps froid : glace, neige, eau glacée, directement sur les parois utérines. Dans un cas d'hémorrhagie grave, survenant après la délivrance, dans lequel on avait épuisé tous les moyens d'usage, M. Bouchaucourt eut l'idée d'introduire des morceaux de glace dans l'utérus. La matrice molle, inerte, était très-distendue et put contenir un certain nombre de glaçons.

Tout d'abord les contractions ne se produisirent pas, mais

(1) Mme Lachapelle. Loc. cit., t. II, p. 397.

(2) Broabdent. British med. Journal et Bull. de thérap., 1867, t. LXXIII, p. 422.

en continuant à exercer des frictions sur l'abdomen, qui permettaient de sentir les chocs des glaçons les uns contre les autres, les contractions s'établirent, la perte cessa et les fragments de glace, à demi-fondus, furent expulsés. Baudelocque, qui a rapporté deux observations semblables, l'une de Déneux et l'autre de Plessmann, fait remarquer à ce sujet qu'il faut maintenir le corps froid un certain temps en contact avec les parois utérines, car c'est au moment où la glace fond que les contractions surviennent.

Les corps irritants portés dans la cavité utérine agissent de la même manière que la glace et sont d'un emploi plus facile. Au temps d'Hippocrate, on faisait pénétrer dans la cavité utérine une grenade dépouillée de son écorce. De nos jours, on a proposé l'emploi d'un citron (Evrat (1), Moreau), ou d'une éponge imbibée de vinaigre (Bigesti, Desgrange). Tous ces corps provoquent facilement les contractions utérines lorsqu'ils sont immédiatement en contact avec les parois de la matrice. Parfois, dans leur passage à travers le canal vaginal, ils se recouvrent d'une couche de sang coagulé qui peut les isoler des parois utérines. Aussi devra-t-on avoir soin de les exprimer dans la cavité utérine pour en faire jaillir le liquide actif (Evrat, Desgrange), ou bien de les promener sur les parois de l'organe. Il faudrait bien se garder de les retirer dès que les contractions apparaissent, car l'inertie pourrait se produire de nouveau. Il vaut mieux les abandonner dans la matrice, confier le soin de leur expulsion aux contractions utérines après les avoir toutefois fixés par un fil qui permet de les retirer.

Le tamponnement vaginal, tel que nous le pratiquons actuellement, ne doit point être employé pour combattre une hémorrhagie causée par l'inertie de l'utérus. Il provoquerait sûrement l'accumulation du sang dans la cavité de la ma-

<hr>

(1) Hicks. Abeille médicale, 22 avril, 1867.
(2) Revue médic., 1825, t. III, p. 157.

trice, transformerait l'hémorrhagie externe en perte interne.

Leroux, de Dijon, et Chevreul, d'Angers (1), ont obtenu de nombreux succès à l'aide de ce moyen; mais ainsi que le fait judicieusement remarquer M. Baudelocque, le tampon dont ils se servaient était imbibé de vinaigre et ils le portaient le plus souvent jusque dans la cavité utérine. C'est à l'action de l'oxycrat sur les fibres de la matrice et non au barrage qu'ils pensaient établir qu'il faut rapporter les succès de ces praticiens.

Le tamponnement avec des matières inertes a pourtant rencontré des adeptes, mais le plus souvent, cette pratique n'a servi qu'à masquer la perte et à transformer en hémorrhagie interne l'écoulement sanguin qui se faisait au dehors. Témoin ce vieux praticien dont Baudelocque (2) rapporte l'histoire et qui, dans un cas extrême, ne trouvant rien autre sous sa main, arracha sa perruque et l'introduisit par lambeaux dans le vagin de sa malade, enchanté de voir l'écoulement suspendu. La femme expirait quelques heures après, et à ce moment, le fond de l'utérus distendu par le sang, s'élevait bien au-dessus de l'ombilic.

Ce n'est que dans les cas d'hémorrhagie provenant du col, et alors seulement que l'utérus est bien contracté, que l'on pourra avoir recours au tamponnement vaginal, Encore faut-il surveiller avec soin le fond de l'utérus, et dès qu'une augmentation de volume vient indiquer que cet organe se laisse distendre, enlever le tampon et avoir recours à un autre moyen hémostatique.

L'électricité a souvent provoqué les contractions utérines, alors que tous les autres moyens avaient échoué. Sir Thomas Raddfort (3) a obtenu plusieurs succès par ce moyen dans les

(1) Chevreul. Précis de l'art des accouchements.
(2) Baudelocque. Loc. cit. p. 392.
(3) Thomas Raddfort. Provincial med. and surg. journal, octobre 1845, janvier 1845.

Contamin.   7

cas d'hémorrhagie par inertie utérine. Pour provoquer, à l'aide du galvanisme, les contractions de l'utérus, on doit placer un pôle directement en rapport avec le col ou les parois de la matrice. Pour cela, sir Radfort introduisait jusque dans la cavité du col une tige métallique, entourée d'une enveloppe isolante, dans les points qui devaient être en contact avec les parois du vagin. L'autre pôle était appliqué sur les téguments de la région hypogastrique. Dans ces conditions, le passage d'un courant induit provoque rapidement les contractions utérines. On placera de préférence le pôle négatif dans la cavité de la matrice, car la coagulation sanguine qu'il produira constituera encore un nouvel obstacle à l'écoulement du sang.

Les injections de liquides irritants, poussés jusque dans la cavité de l'utérus, ont souvent réussi à faire contracter cet organe. On a préconisé spécialement l'eau froide, l'oxycrat (Wray et Cooke) (1) ; le vinaigre pur (Astruc) (2) ; l'eau-de-vie, le vin (A. Leroy) (3) ; la liqueur anodine d'Hoffmann (Basedow) (4) ; les solutions iodées (Dupierris) (5) ; la teinture d'iode (Nœggerath) (6) ; l'eau salée froide et le vinaigre (Doudement) (7) ; la poudre d'ergot (Belliard) (8), et la solution d'ergotine (Chauvineau) (9).

L'eau froide, l'oxycrat et les solutions iodées sont les substances qui ont donné les meilleurs résultats, et c'est à elles que l'on devra avoir recours de préférence. Les injections d'ergotine, inspirées par une idée théorique ingénieuse, n'ont

(1) Medical Times, 1858, t. i, p. 20.
(2) Astruc. Maladies des femmes, t. v, p, 350.
(3) Alp. Leroy. Loc. cit.; p. 59.
(4) Bulletin de Ferrussac, t. xxi, p. 406.
(5) Gazette des hôpitaux, 1855, p, 145.
(6) Gazette médicale, 1861, p. 190.
(7) Thèse de Paris, 1728, n° 65.
(8) Belliard. Thèse de Strasbourg, 1265, p. 12.
(9) Chauvineau. Thèse de Paris, 1860, p. 39.

pas encore reçu une consécration suffisante de l'expérimentation clinique. Toutefois, l'action élective du seigle sur les muscles de l'utérus, et la rapidité avec laquelle son action se fait sentir, en justifie l'emploi. Dans un cas d'hémorrhagie grave, par inertie utérine, nous avons pratiqué plusieurs injections hypodermiques avec une solution d'ergotine afin de hâter l'absorption du médicament, et chaque fois nous avons vu les téguments pâlir instantanément sous l'influence de la contraction des petits vaisseaux. Dans un cas pressant, nous n'hésiterions pas à mettre une solution d'ergotine directement en contact avec les parois utérines.

Les sels de fer, le nitrate d'argent ont également été préconisés, mais ces corps n'agissent point en provoquant les contractions utérines. Leur action porte plus spécialement sur le liquide sanguin dont ils favorisent la coagulation. Nous nous en occuperons plus loin.

Dès qu'une hémorrhagie se déclare, il faut faire prendre à la malade de 1 à 2 grammes de seigle ergoté en deux prises. C'est là, avec l'introduction de la main dans l'utérus et la compression de l'aorte, le traitement à opposer aux hémorrhagies graves. Comme le fait remarquer Moreau (1), le seigle est plutôt destiné à prévenir le retour de la perte qu'à combattre cet accident, car son action ne se fait sentir que dix à quinze minutes après son administration. Pour hâter son absorption, on pourrait pratiquer des injections avec une solution d'ergotine, soit dans le tissu sous-cutané, soit dans la cavité utérine. Pour l'administrer dans les voies supérieures, on donnera la préférence au seigle en nature, récemment pulvérisé.

On l'a souvent associé avec avantage à d'autres médicaments. Van-Swieten prescrivait le seigle ergoté avec la teinture de cannelle. Plenck ajoutait encore de l'eau de menthe, et

(1) Moreau. Traité d'accouchement, p. 124.

Leake associait le seigle ergoté avec la teinture de cannelie et la décoction de quina. On pourra avoir recours à ces formules et surtout à celle de Leake, car les travaux de Monteverdi (1) nous ont appris que les sels de quinine jouissaient de la propriété de faire contracter les fibres lisses de l'utérus.

Diminuer l'afflux du sang vers l'utérus, — C'est dans ce but qu'Hippocrate ordonnait de placer sur les seins des ventouses aussi grandes que possible. Galien qui avait des notions anatomiques plus précises, pensait obtenir une dérivation plus efficace en plaçant les ventouses au-dessous des seins, sur le trajet des anastomoses qui unissent les vaisseaux mammaires et épigastriques. C'est dans le même but que l'on a conseillé les ligatures placées vers la racine des membres. Mais ce moyen est quelquefois dangereux, car il peut amener la syncope. Habituellement, il faudra simplement faire mettre la femme dans une position horizontale, et au besoin favoriser le retour du sang en élevant le siége à l'aide d'un petit coussin placé au-dessous.

Dans les cas graves, on aura recours à la compression de l'aorte. C'est là le moyen par excellence de s'opposer à l'afflux du sang vers l'utérus et de maîtriser les hémorrhagies foudroyantes des premiers moments.

Préconisé, en France, par Baudelocque, ce mode de traitement ne tarda pas à être accepté par tous les accoucheurs. Les succès qu'on lui doit sont nombreux et sont aujourd'hui indéniables. Il ne faudrait pourtant pas en conclure avec Baudelocque que, grâce à ce procédé, les hémorrhagies de l'état puerpéral ne présentent plus de danger. M. Chailly Honoré (2) rapporte un exemple où la compression la plus méthodique ne parvint pas à suspendre l'écoulement sanguin,

(1) Monteverdi. Dimonstrazione di una nuova importentissima virtu medicamentata della china, dei sui preparati, 1871.

(2) Chailly Honoré. Traité d'aco. p. 859.

et il signale un fait semblable observé par M. Bonnet, de Poitiers (1).

Il est un certain nombre de précautions qui sont nécessaires pour assurer le succès. M. Jacquemier (2), quoique opposé à ce moyen, a très-bien résumé le manuel opératoire de cette intervention, et nous ne saurions mieux faire que de lui emprunter son exposé : « Placé au côté gauche de la malade, on se sert de préférence de la main gauche, la droite, restée libre, peut aider à l'action compressive ou exercer les manœuvres que la perte réclame. On déprime la paroi abdominale, à peu près au niveau de l'ombilic, derrière et à gauche des globes utérins. Lorsqu'on a reconnu les pulsations de l'aorte, les trois doigts médians l'affaissent contre la vertèbre correspondante. On s'est servi quelquefois du pouce, du bord cubital de la main, du poing ; mais, si l'on ne veut pas comprimer la veine cave en même temps, il faut non-seulement faire porter la compression un peu à gauche, mais encore se servir du pouce, ou, si l'on se sert des trois ou quatre doigts réunis, les placer paralèllement à la direction du vaisseau. Si on les place transversalement, et à plus forte raison si on emploie le bord radial de la main ou le poing, la veine cave ne peut guère échapper à une compression plus ou moins complète. Mais avec quelque attention on peut très-bien ne la faire porter que sur l'aorte. »

Il est d'autres moyens employés contre les hémorrhagies puerpérales et qui peuvent tenir leur action de la diminution de l'afflux sanguin vers l'utérus. Telles sont l'immersion des mains dans de l'eau très-chaude (Hoffmann, Lordat) et l'application d'un vésicatoire ou d'un large sinapisme, entre les deux épaules (Velpeau) (3).

Quelques médicaments peuvent agir de même. L'alcoolature

(1) Bonnet. Union médicale, 11 janvier, 1851.
(2) Jacquemier. Manuel des acc. et des mal de fem. p. 548.
(3) Velpeau. Traité des accouchements, t. ii, p. 100.

d'aconit a été préconisée par Marotte (1) qui explique son effet, par l'action stupéfiante qu'elle exercerait sur les vaisseaux capillaires.

Il est une autre substance qui donne de nombreux succès : c'est le vin. Prescrit depuis longtemps en Angleterre, et plus récemment en France (Campbell, Behier), le vin a souvent triomphé de pertes considérables et sauvé des malades qui étaient déjà atteintes de lipothymies. Dans ces conditions, le vin doit être administré à doses massives, 4 à 500 grammes ; pour précipiter son absorption, on le fera prendre simultané- ment, en lavement et en boisson. On emploiera de préférence des vins généreux, riches en alcool ; à défaut de vin, on fera prendre à la malade de l'eau de vie ou des liqueurs addition- nées d'une petite quantité d'eau. On prolongera l'administra- tion du médicament jusqu'à produire une ivresse|complète. Souvent la perte s'arrête seulement à ce moment. Le vin a de plus l'avantage de prévenir les complications résultant de l'état général, ou de les combattre si elles existent déjà. Il est diffi- cile de se rendre un compte exact de l'action de l'alcool dans ces cas. Il est probable que cette action est complexe ; mais, comme la dilatation des capillaires et des petits vaisseaux est constante dans l'ivresse, nous avons cru pouvoir rapprocher cette action de celle de l'aconit.

Empêcher l'extravasation du sang. — Si l'on ne peut pas obtenir les contractions de l'utérus ou si elles sont impuis- santes à empêcher la perte, on [devra créer un obstacle au sang dans l'intérieur même de la cavité utérine.

C'est dans ce but que Schwenghaenser remplissait l'utérus dilaté de bourdonnets de charpie, que M. Rouget et M. Diday ont proposé d'introduire dans la cavité de la matrice une am- poule molle et extensible que l'on pourrait remplir d'eau et qui devait boucher les ouvertures des sinus, en s'appliquant

(1) Marotte. Bulletin de thérap. 1862, t. LXIII, p. 145.

à leur surface : mais ces moyens fondés sur des vues théoriques ingénieuses, n'ont pas reçu la consécration de la pratique.

Quelques accoucheurs se sont proposé de provoquer la formation de thrombus dans les sinus utérins. Les insufflations
de poudres inertes ou légèrement astringentes, les injections
astringentes et coagulantes remplissent ce but. Forti, cité
par Pasta, obtint de merveilleux succès à l'aide d'une poudre
composée de vitriol calciné, de bol arménien et de plombagine,
qu'il insufflait dans l'utérus à l'aide d'une canule d'ivoire.
De la colophane pulvérisée, seule ou additionnée d'un peu de
tannin a donné également des succès. Ces corps agissent en
produisant avec le sang épanché des magmas capables d'arrêter l'hémorrhagie. Mais la difficulté que l'on éprouve à
insuffler les poudres dans l'utérus en a fait abandonner l'usage, et de nos jours, on emploie exclusivement les injections
astringentes et coagulantes. Pasta avait déjà conseillé dans
ces cas « l'huile de thérébentine distillée, l'esprit de vitriol,
de nitre de soufre, qui agissent en brûlant » (1). L'eschare
produite par ces caustiques devait bien arrêter la perte, mais
les accidents redoutables qui apparaissaient ensuite les ont
fait rejeter. De nos jours, on aura recours à la décoction d'écorce
de quinquina (2), de chêne, de racine de ratanhia, aux solutions
de noix de galle et de tannin, qui ont donné de bons résultats
à Trippe (3). L'acide gallique (1.25 sur 30 d'eau) donna un
succès à West (4). Breslau de Munich (5) guérit une malade
avec un mélange par parties égales d'eau, et de sesquichlorure de fer.

Depuis Barnes, les sels de fer, et surtout le perchlorure de

(1) Pasta. Traité des pertes de sang, t. II, p. 148.
(2) Cambault. Thèse de Strasbourg, 1837.
(3) Hausser. Thèse de Strasbourg, 1863.
(4) West. Leçons cliniques sur les maladies de l'utérus, 1858.
(5) Breslau. Bulletin de thérapeutique, 1858, t. LIV, p, 374.

fer tiénnent le premier rang parmi les substances qui sont habituellement injectées. Norris lui doit plusieurs guérisons (1). L'emploi de ce médicament n'est pourtant pas sans danger, Perrin (2) a signalé un cas de rétrécissement du vagin dû à cette cause ; et chez une malade dont Mercier (3) a publié l'observation, toute la paroi vaginale était racornie: Le col utérin lui-même peut être lésé par l'action du perchlorure ; et M. Bernutz et Goupil (4) ont signalé un fait d'atrésie du col survenu après des injections de perchlorure de fer. Il vaudrait peut-être mieux toucher simplement la surface utérine avec une éponge imbibée de perchlorure comme l'a conseillé Wynn, Williams (5), ou porter dans sa cavité un tampon de charpie imbibé de cette substance (Pajot) (6) qui a ainsi l'avantage de ne pas fuser, de ne pas s'étendre partout. Mais dans tous les cas, il faudra employer une solution peu concentrée, car la solution de Barnes (4 onces pour 12 onces d'eau) (7), peut être dangereuse.

Tous ces corps qui sont de puissants agents de la coagulation sanguine agissent en provoquant la formation de thrombus dans les sinus utérins, et en créant ainsi un obstacle à l'issue du liquide sanguin. C'est le seul moyen que l'on puisse opposer aux hémorrhagies par altération sanguine dans lesquelles le sang s'écoule malgré les contractions de l'utérus. Mais, dans ces cas, il sera bon d'aider à l'action du médicament par des astringents pris à l'intérieur. C'est ainsi que Porta (8) a préconisé l'emploi du tannin (2 grains toutes les deux heu-

(1) Norris. The british med. journ., 1860, p. 327.
(2) Perrin. Société médico-pratique, 14 juillet 1862.
(3) Mercier. Union médicale, 1862, 11 octob. p. 78.
(4) Bernutz et Goupil. Leçons cliniques sur le mal des femmes, t. , p. 71.
(5) Wynn, Willams. Obst. trans., xi, p. 236.
(6) Pajot. Th. de Paris, 1867, p. 37
(7) Barnes. Th. Lancest, avril 1865.
(8) Porta. Journal compl.. t. iii, p. 493.

res), et que l'on emploie journellement le ratanhia, le cachou; le perchlorure de fer. En combinant ainsi ces médications, on parviendra le plus souvent à maîtriser des hémorrhagies considérables.

Quand la perte est arrêtée, il reste encore à prendre des précautions pour s'opposer à son retour et à combattre les phénomènes généraux qu'a produits l'écoulement du sang. Nous nous occuperons de ces points à propos du traitement des hémorrhagies secondaires.

Le traitement des hémorrhagies secondaires diffère notablement de celui que nous venons d'exposer, mais il ne diffère pas moins suivant la forme de l'hémorrhagie.

Dans les cas où la perte reconnaît pour cause l'inertie tardive, on devra suivre le traitement de l'inertie. Toutefois la compression de l'aorte n'est plus indiquée à cette époque. Les excitations directes agissent moins puissamment, et ramènent moins sûrement les contractions de l'utérus.

Quel que soit le temps écoulé depuis l'accouchement, le tampon est contre-indiqué par cela seul que l'utérus est dans l'inertie.

Dans les hémorrhagies par inertie secondaire, la perte est moins forte, moins rapide et laisse aux médicaments le temps d'être absobés, de manifester leur action. C'est, en effet, la médication interne qui constitue le grand traitement des pertes secondaires. En première ligne, nous retrouvons le seigle ergoté. aux mêmes doses de 1 à 2 grammes. Mais à côté, on a signalé d'heureux résultats obtenus avec l'oxyde d'argent (Cazeaux), le chanvre indien (M. Clintock); et plus récemment le sulfate de quinine. Ce dernier médicament avait déjà donné des succès à Lobstein (1) qui l'avait employé dans les hémorrhagies revenant à des intervalles réguliers. Mais les travaux de Monteverdi permettent de généraliser son emploi et de le placer à côté du seigle ergoté.

(1) Lobstein. Archives générales, t. xxvii, p. 123.

Nous empruntons à la thèse de notre ancien collègue, M. Magnin (1), l'observation suivante, qui montre l'heureuse influence du sulfate de quinine sur une hémorrhagie puerpérale secondaire :

« Catherine Conti, 35 ans, pluripare, fut atteinte, neuf jours après son dixième accouchement, d'une hémorrhagie très-abondante, qui fut arrêtée par les sangsues. Je ne fus appelé auprès d'elle que le quinzième jour, elle était dans un grand abattement. Le pouls était petit, filiforme, l'état général très-grave. Je crus constater dans cette hémorrhagie des signes de périodicité et je prescrivis le sulfate de quinine ; dès la première dose l'écoulement sanguin avait diminué pour disparaître après la seconde.

« Je fus alors confirmé dans mon idée de périodicité, mais les recherches de Monteverdi m'ont détrompé, en me donnant une meilleure explication du remède. Je me rappelle, en effet, que je sentis l'utérus se contracter après l'absorption du remède. » (Gaëtano Garelli).

Si la perte provient d'une inflammation du col, ou d'une ulcération de l'orifice externe, le traitement ne différerait pas des moyens employés contre les métrites ordinaires, repos, émollients, quelques rares cautérisations superficielles. Si la perte était très-abondante, on pourrait pratiquer le tamponnement, en ayant soin toutefois de soutenir l'utérus par un bandage de corps médiocrement serré et de surveiller le fond de cet organe, car on a observé la dilatation de l'utérus, dix et même quatorze jours après l'accouchement (Mme Lachapelle). Les injections intra-utérines sont également indiquées et n'offrent plus à cette époque les dangers qu'elles présentent les premiers jours.

Quant aux hémorrhagies secondaires, proprement dites, on en recherchera avec soin la cause dans l'utérus lui-même,

(1) Magnin. De l'action de la quinine sur les fibres musculaires lisses Th. de Montpellier, 1873, p. 57.

ou dans les organes voisins, On s'assurera de l'état de la vessie et du rectum, et souvent la simple déplétion de ces organes a suffi pour faire cesser subitement des pertes alarmantes, Du côté de l'utérus, on s'assurera par le palper et le toucher, de sa position exacte, de sa forme, de l'état de son retrait, Par une position appropriée, on remédiera aux changements de forme ou de rapports de cet organe, et on assurera ainsi une voie libre pour l'écoulement des lochies. Le plus souvent, le toucher permettra de reconnaître, dans la cavité utérine, la présence d'un corps étranger, caillot, polype fibrineux, débris placentaire.

Dans ce cas, on n'a plus à se préoccuper de faire contracter l'utérus, ni de s'opposer à l'afflux du sang vers l'utérus, et la seule indication que l'on ait à remplir, est de débarrasser la cavité utérine. « Le tamponnement aurait certainement plus d'opportunité qu'immédiatement après la délivrance, parce que l'utérus est plus ou moins rétracté après les premiers jours et qu'il se laisserait difficilement dilater par une perte interne ; mais le tamponnement est douloureux, il gêne les fonctions de la vessie et du rectum et il ne remédie que pour un temps aux accidents qui reparaissent quand on le sort. Même pour l'expulsion des caillots mous, le tamponnement serait un moyen douteux de provoquer des contractions utérines efficaces, et si le sang contenu dans la matrice était déjà altéré, il favoriserait la résorption putride. Pour les caillots fibrinenx et adhérents, ce ne serait à coup sûr qu'un palliatif, ici une action directe est tout à fait nécessaire, et la main seule est ce qu'il y a de mieux pour l'exercer ; il n'est besoin ni de spéculum, ni de pinces à polypes ou à faux germes, ni de curette. Quelques-uns de ces instruments sont utiles, sans doute, lorsque le vagin est très-étroit et qu'il faut faire l'extraction des caillots fibrineux engagés dans le col utérin, à la suite d'un avortement survenu dans les premiers mois de la grossesse. Mais dans les autres cas, ils ne peuvent remplacer l'action de la main, si peu effrayante pour les malades, si extemporanée, si facile à diriger et à modérer.

Avant d'avoir tenté l'introduction de la main dans le vagin, chez les femmes qui ont accouché depuis quelques jours, on se fait une idée exagérée de la difficulté de cette manœuvre et de la douleur qu'elle occasionnera. Il suffit souvent d'introduire les quatre derniers doigts, on replie alors les trois derniers et l'indicateur pénètre lentement dans la cavité utérine, tandis que la main gauche appuyée sur la région hypogastrique déprime les parois abdominales et abaisse la matrice. L'introduction des doigts et de la main doit se faire d'une manière lente et successive. On est étonné, après les premiers essais, de la tolérance des organes génitaux ; le doigt indicateur suffit pour explorer l'intérieur de l'utérus et pour en extraire les corps étrangers. » (1).

Nous empruntons au même auteur l'observation suivante, où l'ablation du caillot amena subitement l'arrêt d'une perte qui durait depuis treize jours.

«Une femme de 19 ans, bien constituée, est admise à l'Hôtel-Dieu de Lyon, dans la salle des femmes en couche, le 15 septembre 1860, douze jours après un avortement survenu au quatrième mois d'une première grossesse. La perte de sang qui avait été abondante au moment de la fausse couche, avait persisté depuis lors sans beaucoup d'intensité, mais d'une manière continue ; la malade était fort inquiète et se sentait affaiblie. Le lendemain de l'admission, la sœur hospitalière qui dirige le service des accouchements me dit avoir trouvé dans la cavité du col un corps irrégulièrement ovoïde, du volume d'une grosse amande, et d'une consistance semblable à celle du placenta. La pression du doigt n'avait pas suffi pour le détacher. Je constatai moi-même la présence de ce corps étranger, et je procédai à l'extraction. L'étroi-

(1) M. Pomies. Mém. cité, p. 36.

tesse du vagin rendit un peu difficile l'introduction des quatre derniers doigts de la main droite. Je les fis pénétrer cependant l'un après l'autre sans faire souffrir notablement la malade, et repliant les trois derniers dans le vagin tandis que la racine du pouce était appuyée contre l'arcade pubienne, je détachai avec l'index le corps étranger dont le pédicule était engagé dans l'orifice interne. J'avais facilité cette manœuvre en déprimant, avec la main gauche, les parois abdominales au-dessus du pubis et en abaissant aussi l'utérus. Le corps de cet organe ayant un volume normal, et l'orifice interne étant très-resserré, il me parut inutile de chercher à pénétrer dans la cavité de la matrice. Ce que j'avais extrait était un caillot fibrineux presque entièrement décoloré et d'une cohésion assez forte. Toute perte de sang cessa après l'extraction. La malade qui était d'un tempérament sanguin et qui n'avait pas éprouvé, du reste, de malaise sérieux, se rétablit promptement sous l'influence de l'usage du sirop de quina et d'une alimentation progressive. Elle sortit guérie le 25 septembre, dix jours après son entrée. »

On agirait de même si l'on avait affaire à un débris de placenta, et si le cotylédon placentaire était trop intimement uni aux parties maternelles pour pouvoir être arraché, on aurait recours aux injections intra-utérines, dont on varierait la composition de façon à s'opposer aux hémorrhagies et à prévenir les corruptions. Dans tous les cas, on redoublera de précautions, on fera garder le lit à la malade et on ne lui permettra aucuns mouvements brusques ou violents. Il y a pourtant des cas où le séjour au lit semble entretenir la fluxion de l'utérus qui se dissipe dès que la femme se lève et marche un peu. De Lamotte a rapporté l'observation d'une femme enceinte qui, à la suite d'un traumatisme léger, avait des pertes qui s'exagéraient par le repos au lit, et qui cessaient au contraire par la station debout et un exercice modéré (1).

(1) De Lamotte. Traité d'accouchements, t. i, p. 528, obs. 172.

M. Bouchacourt a observé un fait semblable chez une de ses malades ; une hémorrhagie qui durait depuis quinze jours malgré le repos au lit le plus complet, cessa dès que la malade se fut levée.

« Rosalie C..., 26 ans (2), un accouchement antérieur à 22 ans. Accouchement normal le 27 octobre 1849. Un peu de sang s'écoula après la sortie du placenta. Les lochies commencèrent à couler normalement, mais elles restèrent constamment sanguinolentes, et il arriva que du sang à peu près pur s'écoula de la vulve. Cependant, aucune douleur, ni dans l'hypogastre ni dans les lombes.

Le 4 novembre. Lochies encore sanguinolentes, globe utérin mou. Astringents.

Le 6. La perte rouge continue, le pouls n'est ni mou, ni dépressible. Ergotine.

Le 12. La métrorrhagie n'a pas diminué, l'utérus semble tombé dans un sommeil profond et peu disposé à revenir sur lui-même. M. Bouchacourt conseille à la malade qui, jusqu'à ce jour, a gardé le repos le plus complet au lit, de se lever un peu dans la journée. On espère que la station debout excitera favorablement l'utérus et provoquera sa rétraction si retardée.

Le 13. R. C... est restée levée hier une demi-heure, et nous apprend que la perte a diminué.

Le 20. Quelques gouttes de sang seulement tachent le linge.

Le 21. Pas traces d'écoulement » (1).

Tout danger n'a pas disparu lorsque l'hémorrhagie a cessé. Parfois, la femme est exsangue, a des syncopes, des lipothymies, ou présente les phénomènes nerveux qui accompagnent parfois les grandes hémorrhagies. On doit alors s'efforcer de ranimer les forces, de lutter contre la syncope. Pour cela, Roux pratiquait la compression de l'aorte. Des bandages roulés, placés sur les membres, produiraient le même effet et

(1) Extrait de la Gazette médicale de Lyon, 1849, 30 octobre.

préviendraient la syncope en rendant un peu de sang à la circulation cérébrale. C'est dans le même but que les Anglais (1) font absorber aux malades des doses parfois énormes de laudanum. Ecker paraît avoir obtenu le même résultat à l'aide d'injections (2) sous-cutanées d'éther. Le vin en boisson ou en lavement peut rendre également des services. Dans les cas extrêmes, on aura recours à la transfusion qui a donné depuis quelques années des résultats encourageants. Le premier danger passé, la femme sera encore sous le coup d'une anémie profonde que l'on combattra par les toniques et les analeptiques, le lait, le vin, le quinquina, le fer et le séjour à la campagne.

(1) Dunkan Stewart. Traité des hémorrhagies, trad, par Mme Boivin.
(2) Ecker. Bayr. Ueber subcutane aetherinj... München, 1873.

TABLE DES MATIÈRES

Paris. — A. PARENT, imprimeur de la Faculté de Médecine, rue M¹-le-Prince. 31.

9 782329 060972